Heilen und Helfen mit der Kraft der Magie

Heilen und Helfen mit der Kraft der Magie

Erich Renner

at VERLAG

AT Verlag AG, Aarau und München
Lektorat: Ralf Lay, Mönchengladbach
Abbildungen: Sofern nicht anders vermerkt,
vom Autor zur Verfügung gestellt
Grafische Gestaltung und Satz: AT Verlag
Druck und Bindearbeiten: Graspo CZ, a. s.
Printed in Czechia

ISBN 978-3-03902-171-0

www.at-verlag.ch

Der AT Verlag wird vom Bundesamt für Kultur
für die Jahre 2021–2024 unterstützt.

INHALT

PERSÖNLICHE ANNÄHERUNG

»In Ihrem früheren Erdenleben waren Sie ein Indianer«, sagte Ende der 1960er-Jahre mein anthroposophisch geprägter Schulleiter im Brustton des Wissenden zu mir – basierend auf seiner Erfahrung, dass mir die Faszination des Fremden in Gestalt des Indianers, des Blickes über den kulturellen Zaun ein Lehr- und Lebensthema zu sein schien. Seine Erfahrungen mit mir in dieser Hinsicht bezogen sich auf mehrere Ereignisse: auf meine zweite Lehramtsprüfung, in der ich Hemingways Kurzgeschichte »Indianerlager« einem neunten Schülerjahrgang präsentierte, auf Ursula Wölfels Kinderbuch »Fliegender Stern«, mit dem ich in einer vierten Primarschulklasse Furore gemacht hatte, auf das Buch des Ethnologen Julius Lips »Zelte in der Wildnis« mit der darin geschilderten schamanistischen Exekution eines Pelztierfallen-Betrügers, die mein Thema im gemeinsamen privaten Literaturzirkel gewesen war. Mein Interesse an kulturell Fremdem hatte mein damaliger Rektor als Reinkarnation vorgängigen Lebens gedeutet. Meine erste Verblüffung hielt sich in Grenzen, denn ich kannte die Grundlinien des anthroposophischen Weltbildes mit dem Merkmal der Wiedergeburt. Nicht unbekannt war mir auch, mit welcher Selbstsicherheit die Anhänger Rudolf Steiners seine Thesen auslegten.

Bei der Exekution des Pelztierfallen-Betrügers hatte ein Naskapi-Schamane aus Labrador (Kanada) ein Stammesmitglied gefunden und bestraft, das eine ausgelegte fremde Fallen-Linie ausgeraubt und den Eigentümer in Existenznot gebracht hatte. Der Schamane praktizierte das Ritual »Bebendes Zelt« (shaking tent), um den Übeltäter zu finden und zu bestrafen. Dazu wird ein konisches Zelt aufgebaut, in dem der Schamane die Geister ruft. Wenn sie erscheinen, beginnt das Zelt heftig zu schwanken. Betroffene und Stammesangehörige können von außerhalb zuschauen. Es gibt viele qualifizierte Zeugnisse über den rituellen Ablauf, wie ihn auch der Ethnologe Julius Lips schildert. Der Schamane erkennt den Übeltäter, tötet ihn aus der Ferne. Vier Tage später kam die Ehefrau des Diebes und erklärte, ihr kräftiger und starker Ehemann sei in der Nacht plötzlich unter großen Qualen gestorben. Sie brachte alles Gestohlene zurück, dazu einen großen Braten von Bärenfleisch.

Dieses magische Ritual hat mich schon damals überzeugt, im Übrigen auch die anderen Teilnehmer jener Literaturrunde, niemand hatte Zweifel daran, dass so etwas möglich sein könnte.

Als ich ein paar Jahre später in den Hochschuldienst wechselte und in Heidelberg Ethnologie studierte, verlor ich mich immer wieder in fremdkulturellen Studienfeldern. Zunächst faszinierte mich die Welt der Sinti in der pfälzischen Region. Mit Boko Winterstein ließ ich einen Musiker und Geigenbauer in einem Buch zu Wort kommen.[1] Damit wollte ich ein Zeichen gegen diejenigen setzen, die es nicht lassen konnten, unseriöse Urteile über seine Volksgruppe zu verbreiten. In seiner Lebensgeschichte zeigte sich immer wieder, dass man den Sinti magische Fähigkeiten zuschrieb: »Sie können doch wahrsagen, können mir etwas sagen«, forderte man seine Mutter oft auf. Boko kommentiert das so: »Früher waren die dämonischen Sachen schlimmer.« Heute, mit den christlichen Gebeten, sei das vorbei, meint er.

Auf die Arbeiten des Arztes und Ethnologen Ludwig Kohl-Larsen[2] bin ich eher zufällig gestoßen, entdeckte dann unsere gemeinsame Herkunft aus derselben Region. In der Folge wurde ich Verwalter seines Nachlasses im Stadtarchiv Landau in der Pfalz. Bekannt geworden ist Kohl-Larsen vor allem auch als Sammler von mündlichem Erzählgut afrikanischer Stämme in Tansania und der norwegischen Samen. Das Besondere an seiner Arbeit war, dass er Autobiografien wichtiger Erzähler aufgezeichnet hat. Das afrikanische Beispiel des Simbo Janira[3] wurde zum Bestseller. Dass er auch von seinem samischen Gewährsmann eine Selbstbiografie erarbeitet hat, war in Vergessenheit geraten, bis ich Hinweise im Nachlass fand. Das Manuskript ruhte nicht weniger als 48 Jahre im Archiv des Röth-Verlags in Kassel. Dort habe ich es auf-

Florian und Joe

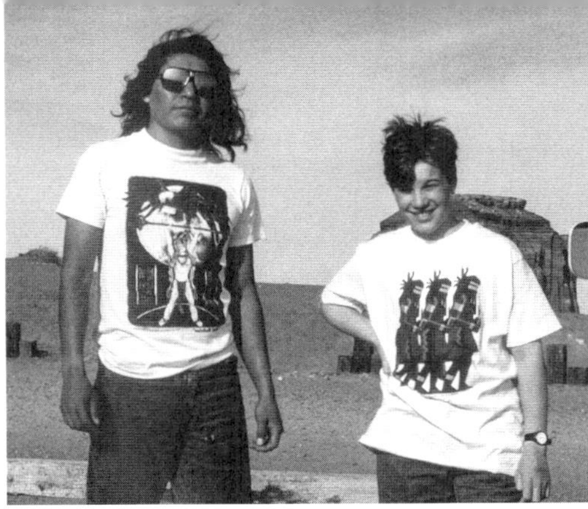

gestöbert und bei Campus in Frankfurt veröffentlicht. Darin habe ich das schier unglaubliche Ritual »Magie aus Branntwein« entdeckt.

Während meiner universitären Aufbauarbeit in Erfurt und Jena bekam unser ältester Sohn Andreas ein Austauschstipendium in der Universitätsstadt Chico nördlich von Sacramento, Kalifornien. So unternahmen wir endlich mal eine Reise in die USA. Es folgte eine Rundreise durch Kalifornien bis zur Grenze nach Oregon, dann hinunter bis San Diego, schließlich in östlicher Richtung nach Arizona. Diese Erfahrungen habe ich in einem Reisebericht »Auf den Spuren indigener Völker« niedergelegt.

In Arizona führte uns unsere Route nach Norden bis Monument Valley ins Grenzgebiet zu Utah. Dort ließen wir uns von einem jungen Navajo durch das spektakuläre Tal chauffieren. »My father is becoming a medicine man, right now«, sagte unser 22-jähriger Navajo-Guide eher beiläufig zu mir, als er meine Frau, Florian und mich in einem alten Pick-up durch Monument Valley chauffierte. Er war ein Bild von einem Indianer mit dunklem Teint und langem schwarzem Haar. Auf meine Nachfragen ergänzte er seine Bemerkung. Joe (Hubert) Atene war traditionell aufgewachsen, hatte mit fünf Jahren Englisch als Fremdsprache gelernt, seine Eltern sprachen nur Navajo, und der Vater hatte, wie gesagt, einen Großteil des für einen Medizinmann notwendigen Wissens bereits erlangt. Hier schien plötzlich der Blick über den kulturellen Zaun (indianischer Version) möglich zu sein und das Indianersein mehr als eine touristische Attraktion. Sollte fünfhundert Jahre nach der von Kolumbus gesetzten Stunde null traditionelles Indianersein hier, in diesem Teil Nordamerikas, überlebt haben, umgeben und bedrängt vom American Way of Life?

Genau eine solche Konfrontation interessierte mich, ich war ihr seit den 1970er-Jahren auf der Spur. Die Faszination des Fremden, der Versuch eines Blicks über den Zaun, hatte sich mir unter dem Druck der pädagogischen Profession in die Frage verwandelt, ob und in welcher Weise traditionelle Lebenserfahrungen sich mit modernen – was auch immer das sein mochte – verbinden könnten. Und welche Chance hatte dabei Überkommenes? Gesetzt, traditionelle Lebenserfahrungen seien nur in der Kindheit zu erwerben, so handelt es sich hierbei um ein genuin pädagogisches Grundproblem, um die Frage nach der Relevanz kultureller Prägung in der Kindheit im Verhältnis zum Erwachsensein. Die Kultur- und Persönlichkeitsforschung hatte diese Thematik als Frage nach der *basic* bzw. *modal personality* (Verhaltens- und Denkmuster einer bestimmten kulturellen Gruppe) fast ausschließlich im Sinn, an Antworten dazu auch lange und vielschichtig laboriert, aber Endgültiges dann vertagen müssen.

Unterwegs nach Page zum Lake Powell ließ mich der Gedanke an unseren Navajo-Guide Joe nicht mehr los. Seine Lebensgeschichte schien mir modellhaft für vergangene und zukünftige Forschungsarbeit. Hatte ich nicht genügend Forschungsmittel, um ein solches Projekt zu realisieren? Und ich ließ auch nicht davon ab. Hatte ich doch auf der Quittung die Anschrift dieses Navajo-Tour-Guides. Der Gedanke, dem jungen Mann ein Angebot zu machen, nach Deutschland zu kommen, nahm Formen an. Auch im Wissen, dass ein solches Projekt, vorausgesetzt, es funktionierte, die klassische Feldforschungsmethode der Ethnologie ins Gegenteil verkehrte, ließ mich nicht zögern. Statt Feld- käme eben Heimforschung dabei heraus. Und ich habe jenen gedanklichen Entwurf tatsächlich umgesetzt – mit nicht absehbaren Folgen, wie man noch sehen wird.

Zwischen 1993 und 2002 habe ich sieben Forschungsreisen in die USA unternommen, eine begleitet von unserem US-Studenten, vier weitere von meiner Frau, die letzte mit unserem jüngsten Sohn. Zwischenzeitlich waren Joe und sein siebzehn Jahre älterer Stiefbruder Vergil bei uns zu Hause in der Pfalz. Wie man sieht, alles in allem eine Art Familienunternehmen. Auf diese Weise öffneten sich für mich viele Tü-

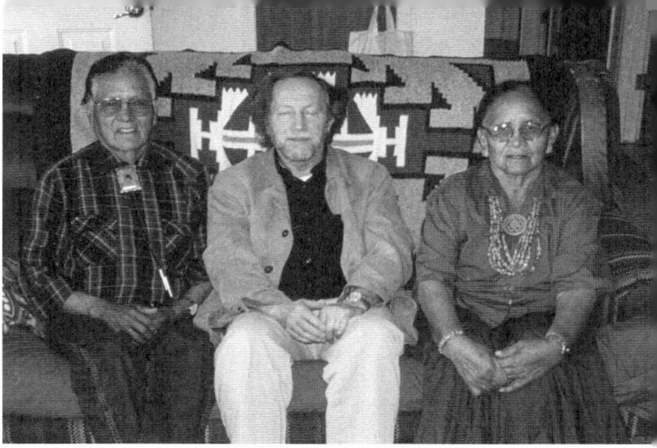

Der renommierte Medizinmann *(hataalii)* Norris Nez mit seiner Frau Lena und dem Verfasser in Tuba City

ren, vor allem die Teilnahme an Heilzeremonien durch den Traditionalisten Vergil Bedoni aus Monument Valley. Er vermittelte auch Kontakte zu Medizinmann Irvin Tso und der Heilerfamilie Tso/Nez aus Tuba City im Nordwesten des Reservats. Die bei ihnen aufgezeichneten Selbstzeugnisse ergaben seltene Einblicke in die Magie der Navajo-Heilzeremonien. Es finden sich hierzu Beispiele in den Kapiteln über Kräuter und Pflanzen, rituelle Gemeinschaft sowie heilige Lieder und Gesänge.

Wie wir die Nightway-Zeremonie erlebten

Zum ersten Mal in meinem Leben verspürte ich magische Wirkungen, als ich mit meiner Frau an der Navajo-Zeremonie Nightway oder Yeibichei-Zeremonie in Shiprock, New Mexico, teilnahm. Erstaunlich ist: Obwohl sie meist für eine einzige Person ausgerichtet wird, nehmen sehr viele daran teil. Sie dauert neun Tage und Nächte, wobei es auch eine zehntägige Version gibt. Zuletzt nehmen Hunderte, ja Tausende daran teil. Die dafür verantwortlichen Medizinmänner müssen eine komplexe Partitur beherrschen: Dazu gehören umfangreiche Liedkomplexe, heilende Sandpaintings, die detailreich die Schöpfungsgeschichte rekonstruieren, Kräutermedizin, Tänze personifizierter Götter. Den jeweiligen Hauptpatienten können sich weitere anschließen, wenn sie dem Veranstalter einen Obolus entrichten.

Bericht vom neunten Tag: Kurz nach sechs Uhr morgens beginnen die Schlusszeremonien. Die Tanzgruppen aus verschiedenen Regionen haben ihre Aufgabe erfüllt. Noch einmal Sprechender Gott (Talking God) und die Donnervogel-Tänzer. Patient und Medizinmann kommen vor den Hogan (Medizinhütte). Medizinmann Roy Lester segnet den Kranken und betet mit ihm gen Osten, wo die Dämmerung beginnt und die Sonne den Himmelsrand grau erscheinen lässt. Der Patient segnet die Tänzer mit Maismehl vor dem letzten Tanzritual. Ein junger, intellektuell aussehender Navajo, Teil der Sängergruppe aus dem Hogan, wendet sich an mich, sichtlich erfreut, dass Bleichgesichter diese lange Nacht im Sinne des Wortes durchgestanden haben. Er erläutert und kommentiert die noch laufenden Ereignisse. Der beginnende Tag sei das unabdingbare Symbol für einen Neuanfang – für den Patienten, für die Beteiligten, für die Navajos überhaupt. Wir gehen mit ihm in den Hogan, sitzen in der Hocke am Boden und erleben die faszinierenden Schlussgesänge des Yeibichei, des Großen Nachtgesangs: »In Schönheit sei es vollendet!«

Fasziniert von der Intensität der Tänze, dem Gesang der Tänzer und den aus dem Hogan schallenden Liedsequenzen spüren wir einen regelrechten Sog, sodass wir stundenlang aushalten, keine Müdigkeit verspüren. Das Kapitel »Magie aus ritueller Gemeinschaft« versammelt weitere Beispiele aus anderen Kulturen.

Magische Ereignisse begegneten mir unerwarteterweise auch in unserer Lebenswelt. Als ich wegen wiederkehrender Nackenprobleme einen Physiotherapeuten in der Region aufsuchte, fiel mir am gleichen Gebäude ein Hinweisschild »Parapsychologische Praxis Theo Bullinger« auf. Therapeut Achim Bullinger erklärte mir, sein Vater heile mit den Händen, habe damit sehr großen Erfolg. Durch Vermittlung des Sohnes lernte ich ihn kennen. Von seinen Fähigkeiten überzeugten mich einige Experimente mit und bei mir. Er beseitigte zum Beispiel mehrtägige starke Schmerzen in der linken Hüfte unmittelbar durch Auflegen und Bewegen seiner Hände. Die Schmerzen kehrten nie wieder. So kam es dazu, dass ich schließlich mit Theo Bullinger seine Biografie erarbeitete, mit vielen Beispielen seiner Heilerfolge. Das Buch hat es im AT Verlag zu sechs Auflagen gebracht.

Mit solchen Erfahrungen entwickelte sich bei mir die Einsicht, dass Magie, dass magische Konstellationen Teil des kulturellen Erbes der Menschheit sind. Deshalb versuche ich in diesem Buch einen authentischen Nachweis der Vielfalt magischer Fähigkeiten und Ereignisse, wie sie weltweit anzutreffen sind.

EINLEITUNG: EINE ANDERE WIRKLICHKEIT – DAS MAGISCHE ERBE DER MENSCHHEIT

Nachdem ihm der Geist seines Vaters begegnet war, sagt der Titelheld in Shakespeares Drama Hamlet zu seinem Freund Horatio: »There are more things in heaven and earth, Horatio, than are dreamt of in your philosophy.« Im Deutschen hat sich daraus jenes Sprichwort entwickelt, das wir alle kennen: Es gäbe mehr Dinge zwischen Himmel und Erde, als unsere Schulweisheit sich träumen lässt. Nun kann man sicher darüber rätseln, inwieweit der damalige englische Begriff »philosophy« und die spätere deutsche Version »Schulweisheit« überhaupt deckungsgleich sein können. Dennoch glauben sicher alle, die jenes Zitat kennen, eine Ahnung davon zu haben, was gemeint ist.

Immerhin dürften jene poetischen Vorgaben mit der landläufigen Vorstellung kompatibel sein, dass Vertreter eines rein *natur*wissenschaftlichen Weltbildes sich schwer damit tun, Phänomene als existent zu akzeptieren, die sich nicht einfach mit Fakten belegen lassen. Dazu gehört alles, was mit psychisch-geistigen Energien zu tun hat, ganz egal, in welcher Weise diese präsent sind. Und es ist auch unabhängig davon, ob sie etwa angeboren sind und deshalb als Begabung in Erscheinung treten oder ob sie durch Lernprozesse, Ausbildung/Training oder durch Meditation und Trancetechniken generiert werden. Für unsere weiteren Überlegungen wollen wir daher der Einfachheit halber alle diese Varianten mit dem Begriff »spirituell-geistige« bzw. »paranormale Phänomene« zusammenfassen.

Die Grundsatzfrage, ob man energetisch-spirituelle Wirkungen messen kann, beschäftigt die Parapsychologie seit Langem. Auf meine

Frage, welche Bedeutung wissenschaftliche Tests bei der Qualifizierung von spirituellen Heilern oder auch Geistheilern haben, antwortet mir Walter von Lucadou, studierter Physiker und Psychologe: »Die Untersuchungen, die ich gemacht habe, sind nicht spezifisch zugeschnitten auf Geistheiler. Es geht darin generell um die Frage, ob es so etwas wie paranormale Phänomene im Zusammenhang mit dem Menschen gibt. Kurz gesagt, habe ich mit sehr vielen Menschen ein Experiment durchgeführt, um herauszufinden, ob der betreffende Mensch mit seiner Umgebung noch auf eine zusätzliche, andere Art in Verbindung steht, als man bisher angenommen hat. Oder anders, im Fachjargon ausgedrückt, ob der Mensch mit seiner Umgebung Wechselbeziehungen, sogenannte Verschränkungskorrelationen, eingehen kann. Das kann sich auf ein materielles Objekt beziehen wie zum Beispiel einen Zufallsgenerator, aber ebenso auch auf einen anderen Menschen. Und das ist genau das, was Heiler tun.

Die vielen Menschen, die bei meinen Experimenten mitgewirkt haben – es sind bisher insgesamt mehrere tausend –, haben eindeutig gezeigt, dass der Mensch mit seiner Umgebung solche Wechselbeziehungen eingehen kann. Und dies ist etwas, was man bisher nicht für möglich gehalten hat. Früher hat man es mit Begriffen wie Psychokinese oder außersinnliche Wahrnehmungen bezeichnet. Gleichzeitig haben andere Untersuchungen (Nach-Analysen) die Geistheiler in dem, was sie erleben und was sie machen, in einer gewissen Weise auch gerechtfertigt. Ich glaube deshalb, dass ich damit der Sache nähergekommen bin. Man kann diese Phänomene heute nicht mehr einfach als bloßen Placeboeffekt oder als Einbildung abtun.«[4]

Mit dieser grundsätzlichen Vorgabe, die zunächst wenig spektakulär erscheint, weil mögliche Dimensionen außer Acht bleiben müssen, wollen wir einen Blick über kulturelle Grenzen wagen. Es ist bekannt, dass in vielen nichtwestlichen Kulturen paranormale Phänomene zur anerkannten gesellschaftlichen Wirklichkeit gehören, die aus unserer Sicht zwar aufsehenerregend sind, aber häufig angezweifelt werden. Zwei Fragen leiten wir daraus ab: Wie haben sich Anthropologen bzw. Ethnologen bisher zu solchen Phänomenen verhalten und geäußert, da diese Teil ihres ureigenen Forschungsgebietes sind? Wie plausibel sind uns heute Augenzeugenberichte über paranormale Phänomene, dokumentiert in Berichten von Reisenden und Forschern?

Die Ethnologin Barbara Tedlock spricht am Beispiel des Wahrsagens (Hellsehen, Gedankenlesen, Orakel, Telepathie) von einer irrationalen Ablehnung, Verachtung und Ambivalenz zahlreicher Ethnographen gegenüber der Wahrsagerei, was einer kolonialen Unterdrückung ähnele, aber dazu geführt habe, dass zuverlässige transkulturelle Informationen über Äußerungen und Schlussfolgerungen während eines Orakels fehlten.[5]

Der schwedische Ethnologe Åke Hultkrantz, Spezialist für Schamanismus in Nordamerika, schreibt in seiner Abhandlung »Ritual und Geheimnis«, dass ihn Medizinmänner während seiner Feldforschungen immer wieder aus der Fassung gebracht hätten, ohne dass er selbst Erklärungen für paranormale Ereignisse habe. In der Folge beschreibt er viele Beispiele, die diese Erfahrung dokumentieren, und kommt zu dem Ergebnis, er sei geneigt zu akzeptieren, dass es sogenannte paranormale Phänomene gibt, die Teil unserer Realität sind. Vielleicht müsse man deshalb einen neuen Realitätsbegriff einführen.[6] Diese eher zögerliche Anerkennung der Existenz paranormaler Phänomene verweist auf die Mutlosigkeit anerkannter Wissenschaftler gegenüber einer ablehnenden Phalanx von Kollegen.

In einem Sammelwerk »Magic, Faith, and Healing«[7] diskutieren neunzehn Anthropologen, Psychologen und Psychiater Heilverfahren in nichtindustrialisierten Gesellschaften. Im Mittelpunkt stehen Krankheiten, die als »mental illness« charakterisiert sind. Die vorgestellten Ergebnisse sind erwartungsgemäß uneinheitlich und werden hier nur in ausgewählten Beispielen kurz referiert.

Am Beispiel der St.-Lawrence-Eskimos zeigt sich laut Jane M. Murphy, schamanistisches Heilen sei eine außerordentlich wirkungsvolle Kombination psychotherapeutischer Techniken, solange die Gruppe intakt sei, in der sie praktiziert werden. In dieser Weise seien solche Heilverfahren generell und fundamental vergleichbar mit denen in allen Gesellschaften, unabhängig von deren kultureller Grundlage.

Eine Studie bei den Yoruba in Nigeria konzentriert sich auf die Behandlung von »mental illness« durch traditionelle Heiler und Heilerzentren. Man schlägt vor, dieses indigene System mit der etablierten westlichen Heilpraxis zu verbinden, um eine gewisse Kontrolle zu ermöglichen, denn diese sei universell anwendbar, weil nicht kulturell gebunden. J. Robin Fox findet im Cochiti-Pueblo in New Mexico, dass dessen Bewohner weiterhin an traditionellen Krankheiten leiden, doch den Nutzen traditioneller Heilverfahren entbehren, verursacht durch moderne Einflüsse.

Kaplan und Johnson diskutieren die Effektivität der Navajo-Heilzeremonien und kommen zu dem Schluss, in bestimmter Hinsicht sei diese Art der Behandlung Psychotherapie. Selbst aufgeklärte Navajos teilen diese Einschätzung, wie mir ein Gesprächspartner versicherte, den ich im Herbst 1993 bei einer neuntägigen Yeibichei-Zeremonie in Shiprock/New Mexico traf. Ich zitiere aus meinem Reisetagebuch: »Welchen Nutzen, welche Erfahrungen wir (mein Sohn Andreas und ich) aus unserem Besuch der Zeremonie gezogen hätten, will er wissen. Wir können es ihm sagen: Die komplexen und intensiven Zeremonien und Heilgesänge erzeugen eine Art spirituellen Sog, dessen Heilwirkungen die Patienten spüren, dem sich auch fremdkulturelle Teilnehmer wie wir nicht entziehen können. Unser Bekannter kritisiert vor allem den Einfluss der Kirchen und Sekten, die die eigenständige Kultur und Religion der Navajos immer bekämpft haben. Er bezeichnet die Navajo-Religion als ein hoch wirkungsvolles Heilungs- und Orientierungssystem, vergleicht es mit der Psychoanalyse von Sigmund Freud.«[8]

Gerade in Standardwerken über Schamanismus, in denen es nicht an Phänomenen fehlt, die man eigentlich nur als paranormal verstehen kann, scheuen sich die Autoren, dies beim Namen zu nennen. Ein typisches Beispiel stammt aus Untersuchungen bei den Eskimos, wo es darum geht, dass der Schamane während seiner Geistreise gefesselt am Boden liegt. Dass dieser sich auf nicht nachvollziehbare Weise daraus lösen kann, kommentiert Mircea Eliade mit einem Zitat von Franz Boas: »Wie sich der Schamane von den Fesseln befreit, die ihn festgebunden halten, bildet eines von vielen parapsychologischen Problemen, welche wir hier nicht anschneiden können. Von unserem Standpunkt aus, welcher der Standpunkt der Religionsgeschichte ist, kennzeichnet die Selbstbefreiung von den Stricken ebenso wie viele andere schamanische ›Wunder‹ die ›geistermäßige‹ Verfassung, die man dem Schamanen kraft seiner Initiation zuschreibt.«[9] An anderer Stelle, in der es um Forschungen bei den sibirischen Tschuktschen geht, werden die Stimmen bei einer Séance, der kritischen Analyse wegen, per

Phonograph aufgenommen. Es zeigt sich »ein sehr deutlicher Unterschied zwischen der Stimme des Schamanen, die in einem Abstand ertönte, und den Stimmen der ›Geister‹, die direkt in den Trichter des Apparates hineinzusprechen schienen. Dazu gehören weitere Proben der magischen Fähigkeiten der Tschuktschen-Schamanen. Doch wie gesagt, übersteigt das Problem der ›Echtheit‹ all dieser schamanischen Phänomene den Rahmen dieses Werkes.« Wie soll man die Formulierung »geistermäßige Verfassung« verstehen, als paranormale Kompetenz? Auf jeden Fall scheut man sich davor, den allgemeinen Realitätsbegriff zu erweitern, wie Hultkrantz es vorschlägt. Oder ist es nicht einfach so, dass alles, was unserer naturwissenschaftlichen Betrachtungsweise widerspricht, mit Begriffen wie archaisch, primitiv, wild, irrational von ernsthaften Erwägungen ausgeschlossen bleibt?

Der Ethnologe Bernhard Streck diskutiert das Thema »Magie« in einem Handbuchartikel und verweist auf ein für die aufgeklärte Wissenschaft, relativ frühes »Bekenntnis zur Faktizität magischer Kraft«, wie es C. A. Schmitz in einem Artikel »Todeszauber in Nordost-Neuguinea« (1959) entwickelt.[10]

Der Ethnologe Gary Witherspoon behandelt in dem genannten Sammelwerk von H. P. Duerr den »Relativismus in der ethnographischen Theorie und Praxis«. Er befürchtet, dass die klassische Anthropologie (Ethnologie) sämtliche Kulturen auf die Kategorien einer einzigen, nämlich der westlichen, reduziert. »Statt unsere Sicht der Welt zu erweitern, verkleinern und verbiegen wir die Welt, bis sie unserer engen Auffassung von ihr entspricht. (…) Für die Festschreibung einer absoluten Wahrheit oder Erkenntnis ist die Wissenschaft untauglich, und deshalb kann sie auch nicht als Deckmantel für überhebliche Äußerungen über eine unterlegene oder pathologische Realitätswahrnehmung anderer Menschen und Kulturen herhalten.«[11] Am ethnographischen Beispiel der Hopi im Südwesten der USA spricht Witherspoon von einer anderen »Spielart der Rationalität«, die wir akzeptieren sollten.

»Übersinnliche Erscheinungen bei Naturvölkern« heißt eine beachtliche Materialsammlung von Ernesto Bozzano über spirituell-geistige Phänomene bei Naturvölkern.[12] Die darin präsentierten Beispiele sind parapsychologischen Kategorien zugeordnet. So vielfältig und interessant die Exempel auch sind, so sehr der Verfasser deren Relevanz betont, hinterlässt das Werk dennoch einen Nachgeschmack. Der Autor kommt über die aus heutiger Sicht höchst unangebrachten Begriffe wie »Wilde«, »Primitive«, »niedere Menschenrassen« nicht hinaus. Eine derartige Begrifflichkeit impliziert, dass den vorgestellten Völkern und Individuen grundlegende humane Qualitäten in Abrede gestellt werden, als seien wir, die angeblich Aufgeklärten, »zahm« und zivilisiert und deshalb psychisch-geistig weiter entwickelt. Dass Bozzano wirklich dieser Geisteshaltung frönt, zeigt uns ein Beispiel »erstaunlicher Manifestationen«, weil der Informant Long Lance, »ein intelligenter Indianer«, Universitäten und sogar West Point absolviert habe. Als Hauptmann im kanadischen Heer sei er mit Tapferkeitsorden aus dem Ersten Weltkrieg zurückgekehrt. Die von ihm geschilderten indianischen Kindheits- und Jugenderinnerungen sind für Bozzano gerade deshalb so überzeugend. Long Lance berichtet darin von mediumistischen Experimenten, die er erlebt und beobachtet habe: einen Medizinmann, der, zu einem Bündel geschnürt, Geister rief, Kranke heilte und sich selbst befreite und so weiter. Indem Bozzano die Bildung/Ausbildung jenes Informanten als Beleg für die Echtheit seiner Schilderungen ansieht, tappt er in eine Falle gefälschter Authentizität, wie sie Long Lance in der Öffentlichkeit verbreitet hat. Long Lance war niemand anderes als der Farbige Sylvester Long aus Winston-Salem, North Carolina. Seine zugegebenermaßen eindringlichen Schilderungen sind nichts anderes als die erfundene und angeeignete Identität eines Blackfoot-Indianerhäuptlings. Als sein Betrug öffentlich zu werden drohte, nahm sich Sylvester Long 1932 in Los Angeles das Leben. Seine Lebensgeschichte als echter Indianerhäuptling gilt in Europa bis heute als authentisch.[13] Dieses Beispiel sollte eigentlich lehren, dass Bildung/Ausbildung/Zivilisierung nicht als Garantie für Authentizität gelten kann, wie wir Westler häufig zu glauben geneigt sind.

Eine Darstellung und kritische Diskussion übersinnlicher Fähigkeiten bei Naturvölkern hat Werner F. Bonin vorgelegt. Darin reflektiert er, von Kontinent zu Kontinent fortschreitend, bekannte und neue Beispiele parapsychologischer Ereignisse. In einem Kapitel »Übersinnliches auf dem Prüfstand« kritisiert Bonin, »die Vernachlässigung der Dokumentation und qualitativen Untersuchung des Spontanfalles« erschwere den Dialog zwischen Völkerkunde und Parapsychologie.[14]

Die Anthropologin Joan Halifax hat weltweit Erfahrungsberichte von Magiern, Medizinmännern und Visionären gesammelt, in denen es um das magische Erbe der erfassten Völker geht.[15] Außergewöhnlich sind Beispiele, in denen kulturfremde Weiße, freiwillig oder unfreiwillig, traditionelle Einweihungen absolvieren, dann aber aus jeweils unterschiedlichen Gründen ihrer erreichten neuen Identität wieder entfliehen. Ein anderes Beispiel belegt, wie traditionell erworbene Heilerkompetenz der Christianisierung zum Opfer fällt.

Mit den »Lehren des Don Juan. Der Yaqui-Weg des Wissens«[16] sorgte Carlos Castaneda weltweit für großes Aufsehen und hohe Auflagen. Erwartungen wurden geweckt, als könne sich jeder anhand jener literarisch dokumentierten Erfahrungen als Zauberlehrling des indianischen Schamanen Don Juan seines/unseres magischen Erbes versichern. Es bestehe in der Fähigkeit, sich über den Körper hinaus auszudehnen. Diese Ausdehnung setze voraus, all jene Beschreibungen der Wirklichkeit aufzulösen, die unser Denken und Handeln bestimmen, solange wir über das eine Zentrum der Person, den Verstand, organisiert sind. Das zweite Zentrum, der Wille, sei Ausgangsbasis für Exkursionen ins Nagual, das heißt, von hier aus könnten wir das magische Erbe antreten. Die Welt anders wahrzunehmen, könne sich innerhalb oder außerhalb des Individuums zutragen. In Castanedas großer Erzählung muss der Zauberer auf Machtpflanzen zurückgreifen, weil beim Schüler anfangs die Kraft des Willens noch nicht ausgebildet ist. Die wichtigste Machtpflanze für Don Juan ist Peyotl, der Peyote-Kaktus, den er Mescalito nannte. Er sei der »wohlwollende Lehrer und Beschützer der Menschen«.

Bei Dennis Timm[17] heißt es dazu, das Buch sei ein Schock für die auf Wissenschaftlichkeit ausgerichtete Anthropologie, die peinlichst darauf bedacht gewesen sei, die Abgrenzung zur Magie aufrechtzuerhalten. Doch Zweifel an der Yaqui-Identität des Don Juan ließen nicht lange auf sich warten. In einer frühen Rezension des bekannten Yaqui-Forschers Edward H. Spicer heißt es: »Es scheint völlig überflüssig wie im Untertitel zu betonen, es gäbe irgendeine Verbindung zwischen den Inhalten des Buches und der kulturellen Tradition der Yaquis.« Es sei deshalb eine Irreführung, den Inhalt der Studie als »Yaqui-Weg des Wissens« zu bezeichnen. Auch gehörten halluzinogene Pflanzen nicht zur kulturellen Tradition der Yaquis. Soweit der Leser Informationen in diesem Buch finde, hänge er kulturell damit in der Luft. Trotzdem hielt der Rezensent es für ein literarisch exzellentes Werk.[18] In weiteren fünf Werken konnte Castaneda seinen ursprünglichen Erfolg fortschreiben. Jahrzehnte danach ist die kritische Rezeption der Werke Castanedas nicht verstummt. Inzwischen ist es höchst wahrscheinlich, dass Don Juan eine Erfindung seines Autors ist, nachempfunden einem Huichol-Schamanen namens Ramon Medina Silva. Castaneda beute so die gut dokumentierte traditionelle Peyote-Kultur der mexikanischen Huichol aus, heißt es.[19]

Über die andere Wirklichkeit und ihre Manifestationen bei den Huichol, wie sie sich in den Aussagen des Ramon Medina Silva spiegeln, hat die Ethnologin Barbara G. Myerhoff gearbeitet.[20] »Die Mythen der Huichol stellen einen Aspekt der Wissenschaft dieser Kultur dar. Sie sind eine Kartographie, die dem Leben der Menschen Zusammenhalt und Richtung gibt. Sie lehren den Mann, jede Frau und jedes Kind, ›wie man geht und Huichol ist‹. In den Mythen ist die heilige Geschichte der Kultur enthalten, und somit gehören sie zum Bereich des Wirklichen. Sie sind mythische Tatsache. (…) Ins heilige Land des Peyote, der Paradiesstätte, kamen die Götter und Göttinnen, Unsere Mütter und Unsere Väter zuerst hin, wo sie noch immer anzutreffen sind. (…) Die gefährliche heilige Reise dorthin vollzieht die Peyotejagd der Erwachsenen in ihren wichtigsten Teilen nach, (…) eine beeindruckende und feinfühlige Verschmelzung des Tatsächlichen, des Magischen, des Symbolischen und des Vorausschauens.« Weitere Belege für die andere Wirklichkeit der Huichol finden sich bei Peter T. Furst[21] sowie in dem oben skizzierten Band von Joan Halifax.

Wahrnehmen, Verstehen, Akzeptieren und Praktizieren anderer Realitäten, eigentlich optimales Fremdverstehen, sei »etwas ganz anderes als Übersetzen, es wäre nicht die Zurückführung des Fremden auf ein Bekanntes, vielmehr das Ergebnis der Initiation in eine fremde Lebensform (…), ein Übergang von einer Lebensform zur anderen, (…) es hieße, eine langwierige, dramatische und vor allem gefährliche Initiation durchzumachen, aus der ein abendländischer Ethnologe wohl kaum mehr als derselbe zurückkehren dürfte«. Eine solche Entwicklung vorausgesetzt, muss ein Protagonist die meist geschlossene Kritik der

»scientific community« aushalten, wobei er mit dem heutzutage verächtlich gebrauchten Begriff »going native« noch eher glimpflich davonkommen dürfte, wenn man ihn nicht überhaupt mit Ignoranz bestraft. Immerhin gibt es Beispiele, deren Plausibilität man sich nicht ohne Weiteres verschließen kann.

Eine Ehrenrettung all jener, die sich auf die andere Wirklichkeit naturnah lebender Völker eingelassen haben, formuliert der Ethnologe Claude Lévi-Strauss in seiner Schrift »Das Wilde Denken«[22] »... dass es nämlich zwei verschiedene Arten wissenschaftlichen Denkens gibt, die beide Funktion nicht etwa ungleicher Stadien der Entwicklung des menschlichen Geistes, sondern zweier strategischer Ebenen sind, auf denen die Natur mittels wissenschaftlicher Erkenntnisse angegangen werden kann, wobei die eine, grob gesagt, der Sphäre der Wahrnehmung und der Einbildungskraft angepasst, die andere von ihr losgelöst wäre (...) der Hauptwert der Mythen und Riten liegt darin, Beobachtungs- und Denkweisen, wenn auch nur als Restbestände, bis heute zu erhalten, die einer bestimmten Art von Entdeckungen angemessen waren und es ohne Zweifel bleiben werden. (...) Diese Wissenschaft vom Konkreten musste ihrem Wesen nach auf andere Ergebnisse begrenzt sein als die, die den exakten Naturwissenschaften vorbehalten blieben; aber sie war nicht weniger wissenschaftlich, und ihre Ergebnisse nicht weniger wirklich. Zehntausende Jahre vor den anderen erworben und gesichert, sind sie noch immer die Grundlage unserer Zivilisation.« Und damit nicht genug, Lévi-Strauss belegt seine Einordnung des sogenannten »wilden Denkens« durch umfangreiche und detaillierte strukturalistische Analysen.

Frank Hamilton Cushing, Mitglied einer Expedition des American Bureau of Ethnology, reiste 1879 in den Südwesten der USA, um die Lebensweise der Zuñi zu studieren. Er zeigte sich von deren Lebensweise so fasziniert, dass er die Expedition verließ und blieb. »Er erlernte die Sprache der Zuñi, zeichnete ihre Mythen auf, ließ sich in ihre geheimen religiösen Riten initiieren und übernahm selbst das Priesteramt eines Hüters des heiligen Bogens.«[23] In den Augen seiner Kollegen verlor er dadurch seine kritische Distanz, was als Überidentifikation gewertet wurde, ja zu einer regelrechten Verfemung führte. Er galt fortan als kultureller Überläufer, sein Verhalten als skandalös. Nichtsdestoweniger musste man die Qualität seiner zahlreichen Schriften anerkennen. Manche halten seinen Forschungsansatz für revolutionär. Dass bei seiner kulturellen Eingewöhnung auch Tiefs und Hochs ausgehalten werden mussten, schildert Cushing in seinen Schriften.

»Ich betrat meinen einsamen Raum, setzte mich in die Hängematte und vergrub mein Gesicht in den Händen. Ich hörte keine Mokassinschritte, aber als ich wieder aufschaute, sah ich den alten Gouverneur vor mir stehen.

›Warum ist unser kleiner Bruder traurig?‹, fragte er.

›Ach!‹, antwortete ich, ›meine Freunde sind alle fort, und sie haben mir nichts zurückgelassen.‹

›Kleiner Bruder, du magst zwar ein Mann aus Washington sein, aber wie es scheint, bist du sehr arm. Nun, wenn du dich so aufführst, wie wir es von dir verlangen, und du dich endlich bereit erklärst, ein Zuñi zu werden, dann wirst du reich sein, denn du wirst Väter und Mütter, Brüder und Schwester und das beste Essen der Welt haben. Aber wenn du dich nicht so verhältst, wie wir dir sagen, dann wirst du sehr, sehr arm sein, wirklich arm.‹

›Warum sollte ich kein Zuñi sein?‹, antwortete ich voller Verzweiflung, und der alte Mann erwiderte rasch: ›Warum nicht?‹

Er ließ mich einige Minuten allein, kehrte aber in Kürze mit einer dampfenden Schale gekochten Lammfleisches zurück, gefolgt von seiner herzensguten alten Frau, die eine flache Schale mit Maisküchlein mitbrachte, die, vermischt mit Chili und gehacktem Rindfleisch, in Maisblätter gewickelt, wie Fleischklöße gekocht waren.

›Hier, versuch das!‹, sagte der alte Mann, während er die Schale mitten im Zimmer auf den Fußboden stellte. ›Stopf dir den Bauch, und dein Gesicht wird sich aufhellen.‹

Und die alte Frau stand da und bewunderte mich, während ich genüsslich mein erstes richtiges Zuñi-Mahl verspeiste.«

Mit dem Genuss des »richtigen Essens« erklimmt der Erzähler eine wichtige Stufe seiner Akkulturation.[24]

Der Ethnologe Karl H. Schlesier ist Begründer eines Forschungskonzepts, das als Action Anthropology bekannt ist. In der Einleitung zu einem Artikel »Tsistsistas-Praxis im Tsistsistas-Universum 1969–1980« beschreibt er sein Programm. »Der vorliegende Essay ist das Resümee einer elfjährigen Arbeit bei den Tsistsistas (Cheyenne-Indianer), gemäß den Prinzipien der Tsistsistas und den Prinzipien der Tsistsistas-Welt. Im Verlauf dieser Jahre rührte ich an die Tsistsistas-Welt (oder sie an mich), ich wurde eingeladen, sie zu betreten, und endlich teilnehmend in sie einbezogen. Ich war in ihr nicht allein. Was ich beschreibe, mag für manchen geheimnisvoll und mystisch klingen; vielleicht ist es das auch. Aber es ist die Wahrheit; und es würde schwerwiegende Gefahren bedeuten, wäre es nicht die Wahrheit. Meine Lehrer waren der Pfeilhüter und die Tsistsistas-Zeremonienmänner und, nach der Weise der Tsistsistas, die übernatürlichen Lehrer der Tsistsistas-Welt. In allen diesen Jahren habe ich niemals ein Bandgerät, eine Kamera oder ein Notizbuch benutzt. Ich beschreibe ein Zeugnis, das ich von innen kenne. (…) Wie an anderer Stelle erwähnt, schlug in den (ersten) drei Jahren jeder einzelne Versuch fehl, mich für die Cheyenne zu verwenden. Als ich endlich bereit war aufzugeben, wurde ich eingefangen: ich erlebte eine Vision, in der mir die Schau des inneren Kreises der Tsistsistas-Welt zuteilwurde. Mit einer maschinenschriftlichen Fassung der Vision ging ich zum Pfeilhüter Edward Red Hat, der in ihr vorgekommen war; Tsistsistas-Priester berieten sich über den Fall. Sie schlugen die Vision nicht aus. Die Folge war, dass mich der Pfeilhüter offiziell bat, ich solle ihm helfen, für die Tsistsistas zu wirken. Weitere geheimnisvolle Träume führten uns im Juli 1972 auf den Nowah'wus (Bear Butte), wo wir beide vier Tage lang fasteten und wo uns identische Visionen zuteilwurden. Bei einem offiziellen Nachtmahl, das dem Fasten vorausging, wurde ich von ihm und seiner Frau adoptiert und erhielt einen Tsistsistas-Namen; die spirituelle Gewissheit kam auf dem Berg. Ich wurde dem Pfeilhüter als Helfer beigegeben, die die – wie immer beschränkte – Perspektive des Anthropologen auf das umgebende herrschende System und den Zugang des Professors zu den Einrichtungen und dem Fachwissen einer Universität hat.«[25]

Der Afrikanist und Psychoanalytiker Gerhard Kubik hat über viele Jahre im bantusprachigen Afrika geforscht. In seinen zahlreichen Publikationen befasst er sich auch mit Initiationsriten verschiedener Ethnien. »Die *mukanda*-Erfahrung« ist der Titel einer Arbeit über die Psychologie der Initiation der Jungen im Ostangola-Kulturraum.[26] Vor diesem Hintergrund diskutiert er bei einer Tagung an der Universität Erfurt die Rolle des Forschers im Kontext von Kindheitsstudien. »Initiation hat nicht nur für Kinder der betreffenden Kultur, sondern auch für den zugewanderten Forscher immer eine befreiende Funktion. (...) In afrikanischen Initiationsriten etwa ist fast immer das Lehrpersonal zahlenmäßig im Übergewicht: auf einen Initianden kommen zwei bis drei Lehrer. Der psychotherapeutische und persönlichkeitsbildende Nutzen der Initiationsriten liegt auf der Hand. Zahlreiche Ethnologen könnten namentlich genannt werden, bei denen die konsequente Absolvierung der Initiationsriten eine Abklärung und Reifung ihrer Persönlichkeiten bewirkt hat. (...) Das Ergebnis der Initiation des Forschers ist eine verstärkte Enkulturation in der von ihm gewählten Kultur, und sie mündet in eine Umstrukturierung seines inneren kulturellen Profils. Nach der Initiation, die mit intensivem Erwerb sprachlicher Kenntnisse parallel läuft, (...) beginnt der Forscher zunehmend von einem Standpunkt innerhalb der betreffenden Kultur zu arbeiten (intrakultureller Ansatz). Für die wissenschaftliche Kindheitsforschung ist dies der wichtigste Weg zur kognitiven Welt auch der Kinder, d. h. jener Lebens- und Denkbereiche, die typisch für bestimmte Altersgrade sind ...«[27] In einem späteren Vortrag in Wien bekennt Kubik, er habe erst wirksam arbeiten können nach gründlichem Erlernen der lokalen Sprache, wobei sich seine Forschungen vertieften, als er in Malawi eine Afrikanerin ehelichte und in deren Familie integriert wurde, die auch nach dem Ableben seiner Frau weiterbestehe.[28]

Als Paranthropology versteht sich eine Diskussion, in der die phänomenologische Übereinstimmung von Parapsychologie und Praxis des Kulturvergleichs ausgelotet werden soll.[29] Darin formulieren die Autoren vier Kernbereiche zukünftiger paranthropologischer Forschung:

1. kulturvergleichende Einblicke in die Phänomenologie des Psi,
2. wirklichkeitsnahe Zugänge zu Psi, um psychologische, soziologische und kulturelle Kontexte zu erkunden,
3. Schwerpunkt auf Teilnahme und originalen Quellen,
4. parapsychologische Experimente im Feld.

Ohne die Systematik dieser Diskussion aufgreifen zu können, dürfte Kernbereich 3 auf eine eklatante Schwäche bisheriger parapsychologischer Forschung hinweisen. Diese konvergiert mit der weiter vorne formulierten Kritik von Bonin über die Vernachlässigung der Dokumentation und qualitativen Bewertung übersinnlicher Ereignisse. Im zweiten Teil dieses Buches wollen wir uns ebendieser Aufgabe widmen.

Im Mittelpunkt sehen wir die Notwendigkeit, originale Quellen heranzuziehen. Das heißt, wir lassen Personen zu Wort kommen, von denen parapsychologische Phänomene ausgehen, also die Akteure selbst, die wir hier unter dem umfassenden Begriff Magier führen. Deren Befindlichkeit während einer magischen Handlung birgt uns notwendige Authentizität und Glaubwürdigkeit. Das zweite zentrale Kriterium für Echtheit hat mit Teilnehmern zu tun, also mit Augenzeugen und teilnehmenden Beobachtern, deren Verlässlichkeit im Kontext der Beispiele zu suchen ist. Ein anderer wichtiger oft vernachlässigter Aspekt magischer bzw. paranormaler Wirkungen dürfte im Gruppenzusammenhang zu suchen sein, also in dem, was wir hier als rituelle Gemeinschaft vorfinden.

QUELLENTEXTE ÜBER MAGIER UND MAGIE

Magier sei nicht, wer es sein will, es gäbe vielmehr Eigenschaften, deren Besitz den Magier vom gewöhnlichen Menschen unterscheide. Teilweise seien es erworbene Eigenschaften, teilweise angeborene. Es gäbe solche, die einem verliehen würden, und solche, die man einfach besitze, argumentiert der französische Ethno-Soziologe Marcel Mauss.[30] Dass dieses Konzept zu sehr vereinfacht und deshalb nicht allen tatsächlichen Verhältnissen gerecht werden kann, belegen die hier präsentierten Quellen. Wir werden zeigen, wie variantenreich die kulturellen Kontexte wirklich sind und welche individuellen Spielräume sich eröffnen können.

Beispielhaft für erworbene magische Qualifikationen dürfte der Werdegang der Navajo-Medizin-Sänger sein, die im europäischen Jargon als Medizinmänner firmieren. Nachfolgend gewährt mein Informant

Irvin Tso Einblick in seinen Werdegang. Irvin bekennt im weiteren Zusammenhang, er habe bereits als vier-, fünfjähriges Kind aus eigenem Interesse seine Eltern bedrängt, sie möchten ihm erlauben, bei Zeremonien dabei zu sein. Nach längerem Zögern geben die Eltern schließlich nach und akzeptieren, dass Irvin bei einem Clan-Onkel in eine etwa zehn Jahre währende Lehre eintritt.

Die Autobiografie des Lakota-Sioux Schwarzer Hirsch (Black Elk) ist Paradefall einer genetischen Disposition, die unwillentlich den Zugang zu einer anderen Wirklichkeit herstellt. Auf diese Weise eröffnet sich ein visionärer Blick auf die Konturen einer traditionellen Lakota-Weltsicht. Black Elk wurde schon als Fünfjähriger immer wieder von Gesichten »geplagt«, die er damals aber verschwieg. Im Alter von neun Jahren fiel er in Ohnmacht, aus der er zwölf Tage nicht erwachte. Seine Eltern befürchteten, er sei unheilbar krank. Als er wieder erwachte, berichtete er den weisen Männern seines Volkes über eine mächtige Vision, das »große Gesicht«, die in dieser Zeit über ihn gekommen war. Die Weisen trugen mit der kulturell geprägten Deutung dieser Vision dazu bei, dass der Junge diese Erfahrungen verarbeiten konnte. Sie hat ihn für sein Leben geprägt, ihn schließlich zum Bewahrer der Kultur seines Volkes werden lassen.[31]

Einen willkürlichen Weg in die andere Wirklichkeit ermöglicht eine Prozedur, die im indigenen Nordamerika als »Vision-Quest«, als Visionssuche, bekannt ist. Dass es sich hier nicht um Einzelfälle handelt, belegt der Anthropologe Lee Irwin, der 350 Beispiele dokumentiert. Der als religiöse Trance verstandene Ausnahmezustand verlangt eine traditionelle Betreuung durch sogenannte Medizinmänner. Bei den Lakota bedeutet das, nach der Reinigung in einer Schwitzhütte begibt sich der Kandidat an einen einsamen Ort, wo er vier Tage und Nächte allein, oft in einer Grube, ohne Essen und Trinken ausharren muss. Derartige Entbehrungen führen in der Regel zu Visionen, die von den Betreuern gedeutet werden müssen. Medizinmann Lame Deer erzählt, was es damit auf sich hat: »Zu jener Zeit, als ich aufhörte, Peyote zu nehmen, fand ich heraus, was eine wirkliche Sioux-Vision ist. Wenn man träumt, ist das keine Vision. Jeder kann träumen. Aber wenn du ein Kraut nimmst – nun, jeder Metzgerlehrling hinter seinem Ladentisch kann womöglich eine Vision haben, wenn er Peyote isst. Aber die wirkliche Vision kommt aus deinen eigenen Säften, und sie ist kein Traum, sie ist wirklich. Sie trifft dich scharf und klar wie ein Elektroschock. Du bist völlig wach, und plötzlich steht eine Person neben dir, von der du sicher bist, dass sie nicht neben dir sein kann. Oder jemand sitzt in der Nähe, und plötzlich siehst du ihn weit weg auf einem Hügel stehen. Und trotzdem träumst du nicht, deine Augen sind offen. Dafür musst du arbeiten und dein Gehirn leer machen.«[32]

Nichtsdestoweniger spielen Träume beim Werdegang vieler Magier häufig eine zentrale Rolle. Sie können Auslöser und Leitmotiv sein, die Wege in eine andere Wirklichkeit anzeigen und ermöglichen. In der Regel verlangen sie eine Interpretation aus berufenem Munde.

Verliehene magische Eigenschaften und solche, die einem eigen sind, gründen auf speziellen kulturellen Voraussetzungen. Manchmal steht dahinter eine hierarchische Macht oder eine sozialstrukturell geregelte Erbfolge.

»Im Glauben an die magische Kraft, an das ›mana‹, wird ein notwendiger Zusammenhang von Gruppenwünschen und individuellen Wünschen gebildet, mit dessen Hilfe soziale Spannungen und Konflikte, Liebe und Hass, und erst recht elementare Bedrohungen durch Tod und Krankheit, durch unkalkulierbares Schicksal überhaupt, dargestellt und thematisiert werden können.«[33]

Unser Buch versteht sich ausdrücklich als Phänomenologie magischer Ereignisse und Handlungen. Die Glaubwürdigkeit der referierten Texte wird durch authentische Gewährsleute, Informanten und Berichterstatter nachgewiesen. Deshalb unterscheiden wir nach Selbstzeugnissen, Augen- bzw. Ohrenzeugenberichten, Dialogen, Beobachtungen und Dokumenten. Einen gewissen Schwerpunkt bilden Texte, die Ergebnis eigener Forschungen sind, entstanden Anfang der 2000er-Jahre.

Bei der Lektüre wird man feststellen, wie sich Themen überschneiden können, dass manche Beispiele, manche Texte auch einem anderen Schwerpunkt zugeordnet werden könnten, abhängig vom jeweiligen Blickwinkel. Solche Überschneidungen sind unvermeidlich und eigentlich auch nicht ungewollt. Die ausgewählten Quellen vermitteln auf diese Weise etwas von der Vielschichtigkeit der kulturspezifischen Lebensverhältnisse und eben auch über deren magische Kontexte.

Die Quellen sind nach Kapiteln geordnet die folgenden:

Magie aus Kräutern und Pflanzen

Navajo (Nordamerika): Selbstzeugnis (Faye B. Tso)
Aymara (Anden): Beobachterbericht (Erich Renner)
Ewondo (Kamerun): Augen-/Ohrenzeugenbericht (Hans Leuenberger)
Ngarinyin (Aborigines, Australien): Selbstzeugnis (Nyawarra)
Lakandonen (Mexiko): Beobachterbericht (»N.N.«, Christian Rätsch)

Magie aus ritueller Gemeinschaft

Hopi (Nordamerika): Augen-/Ohrenzeugenbericht, Dokument (Uwaíwiota)
Mapuche (Chile): Dokument, Dialog (Machi José)
Cokwe (Angola): Augen-/Ohrenzeugenbericht (Gerhard Kubik)
Navajo (Nordamerika): Selbstzeugnis (Reed Tso)

Magie heiliger Lieder und Gesänge

Pygmäen (Afrika): Augen-/Ohrenzeugenbericht, Selbstzeugnis (Colin M. Turnbull, Louis Sarno, Moke)
Navajo (Nordamerika): Selbstzeugnis, Augen-/Ohrenzeugenbericht (Irvin Tso, Norris Nez)
Eskimo (Grönland): Augen-/Ohrenzeugenbericht (Aua)
Aborigines (Australien): Selbstzeugnis (Grant Ngabidj)

Magie aus Träumen

Xhosa (Südafrika): Dialog (John Lockley)
Lakota (Nordamerika): Selbstzeugnis (Pete Catches)
Yurok (Nordamerika): Selbstzeugnis (Fanny Flounders)
Karok (Nordamerika): Selbstzeugnis (Henry Joseph)
Mapuche (Chile): Augen-/Ohrenzeugenbericht (Huenun)

Magie aus Trance-Energie

San (Kalahari/Afrika): Augen-/Ohrenzeugenbericht, Dialog (Nisa, Toma Zho)
Tibetisches Orakel (Himalaya): Augen-/Ohrenzeugenbericht, Selbstzeugnis (Govinda, »Tschödsche«)

Magie aus Branntwein

Samen (Lappland): Selbstzeugnis (Siri Matti)

Magie der Gefesselten (Yuwipi)

Lakota (Nordamerika): Augen-/Ohrenzeugenbericht, Selbstzeugnisse (Richard Erdoes, Leonard Crow Dog, Fools Crow)

Magie der Seher

Ojibwa (Nordamerika): Selbstzeugnis (George Strong, Tom Tenant, Ed Tanner)
Ottawa (Nordamerika): Selbstzeugnis (John Tanner)
Navajo (Nordamerika): Augen-/Ohrenzeugenbericht (Hosteen Bijal)
Owa Raha (Salomoninseln, Ozeanien): Beobachterbericht (Hugo A. Bernatzik)
Sherpa (Himalaya): Augen-/Ohrenzeugenbericht (Friedrich W. Funke)
Maya (Yucatán, Mexiko): Augen-/Ohrenzeugenbericht (Christian Rätsch)
Hunkpapa-Sioux (Nordamerika): Augen-/Ohrenzeugenbericht (Sitting Bull)

Magie zeremoniellen Heilens

Maori (Neuseeland): Beobachterbericht (Werner G. Krug)
Apachen (Nordamerika): Selbstzeugnis (Herman Lehmann)
Sherpa (Himalaya): Augen-/Ohrenzeugenbericht (Minung Mukawardha)
Lakota (Nordamerika): Augen-/Ohrenzeugenbericht, Selbstzeugnis (Madonna Swan)
Kenyah (Borneo-Malaysia): Beobachterbericht (Tamapaya)
Jakuten (Sibirien): Dokument (Sacharov Juda Innokentjevitsch)

Magie des Wettermachens

Navajo (Nordamerika): Beobachterbericht, Augen-/Ohrenzeugenbericht (Hosteen Tso, John Holiday [Little John Holiday])
Bombu (Zentralafrika): Augen-/Ohrenzeugenbericht (Buka)
Pintubi (Aborigines, Australien): Augen-/Ohrenzeugenbericht (Bruno Scrobogna)

Magie aus Kräutern und Pflanzen

Die wahre Heilkunst komme aus der Verehrung der Natur, schreibt der Ethnobotaniker Christian Rätsch. Und an anderer Stelle führt er aus, in alten Zeiten habe sich der Mensch nicht von einer feindlichen Umwelt abgetrennt gesehen, sondern auf magische Weise schicksalhaft mit ihr verbunden. Traditionelle Kulturen hätten Rituale, Methoden und Verhaltensweisen entwickelt, die dazu dienten, Mensch und Natur gesund zu halten oder zu heilen, das heißt, in Harmonie zu bringen und zu halten.[34]

Andrew Weil, amerikanischer Mediziner, erinnert uns daran, dass bis vor 200 Jahren zum Medizinstudium das Fach Botanik gehörte, weil Medizin zu verordnen bedeutete, den Patienten pflanzliche Medikamente zu verabreichen. Heutzutage gehöre Botanik nicht mehr zum Programm des Medizin-

studiums. Botanisch interessierte Ärzte seien eine ausgestorbene Spezies.[35]
Das Selbstzeugnis der Navajo-Kräuterheilerin Fay B. Tso aus Tuba City ist Teilergebnis aus meiner zwischen 1992 und 2002 bei den Navajos in Utah und Arizona praktizierten Forschungstätigkeit, hier speziell aus dem Frühjahr 2002. In diesem Zusammenhang habe ich mit der Heilerfamilie Tso/Nez zusammengearbeitet.

Für den Außenstehenden ist es außergewöhnlich, den Werdegang der Kräuterheilerin Fay B. Tso kennenzulernen und zu erfahren, in welcher Weise sie mit Heilpflanzen kommuniziert und sie auf diese Weise verehrt.

»Ich heiße Faye Tso und gehöre zum Wandering People Clan. Meines Vaters Clan war Zuñi Edge Water. Mein mütterlicher Großvater gehörte zum Many Goats Clan, mein väterlicher Großvater zum Towering House CLAN. Ich bin jetzt 70 Jahre alt und wurde im Blue Canyon-Gebiet geboren, nordöstlich von hier an einem Ort, den wir *dóó haa joot, smoke does not come out*, nennen. Dort lebten wir, als ich ein Kind war. Unsere Hauptbeschäftigung waren die Schafherden. Ich bin mit Schafehüten aufgewachsen. Ich wurde nach traditioneller Navajo-Art großgezogen. Meine Familie, Vater, Mutter, Großeltern und unsere Verwandten glaubten alle an die Navajo-Religion und lebten nach Navajo-Art.

Mein Vater war Medizinmann, mein Großvater war Medizinmann und Großmutter eine Medizinfrau. Ebenso war mein väterlicher Großvater Medizinmann. Alle diese Verwandten haben mir etwas von ihrem Wissen vermittelt. Sie lehrten mich, den Pflanzen Aufmerksamkeit zu schenken, wie man sie sammelt, wie man sie aufbereitet, damit sie zu Medizin werden. Aus Pflanzen kann man Medizin für verschiedene Krankheiten herstellen. Es gibt Krankheiten, von denen Männer betroffen werden, und solche der Frauen. Man hat mir beigebracht, beide zu behandeln. Für viele Ursachen unserer Krankheiten haben wir die Schwitzhütte benutzt. Wir setzen sie ein, um Leute zu heilen. Für die Schwitzhütte haben wir Medizin vorbereitet, damit die Leute sie trinken.

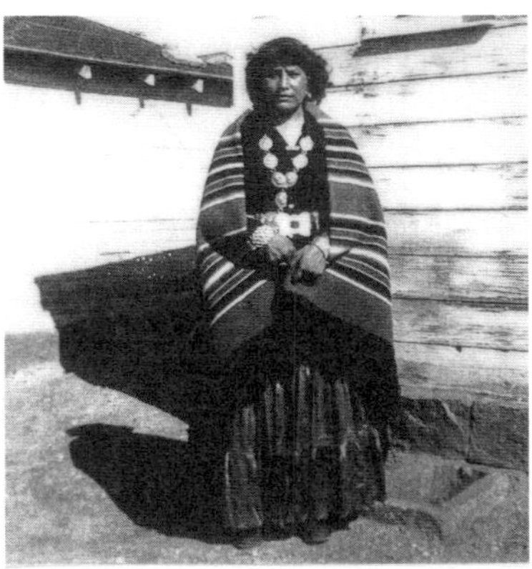

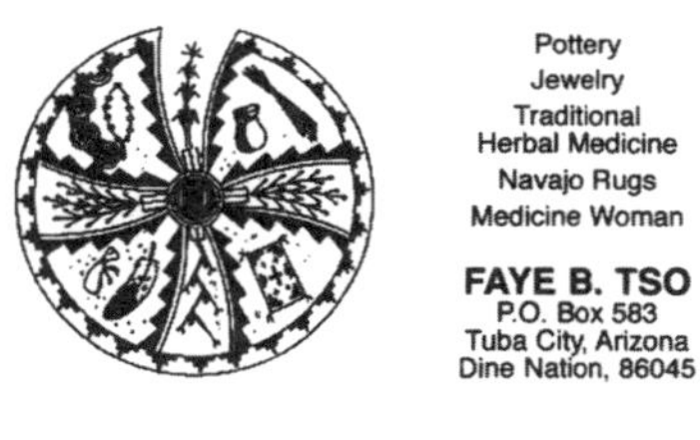

Oben: Lizenz der Navajo-Nation als Ausweisdokument
Links: Faye B. Tso, Jg. 1932, in jungen Jahren

Der Grund, weshalb ich heute in diesem **HOGAN** bin: Wir haben gerade heute Morgen eine Zeremonie für mich abgeschlossen, denn ich war etwa 30 Tage krank. Gestern wurde **BLESSINGWAY** durchgeführt. Wir haben die ganze Nacht nicht geschlafen, waren auf den Beinen, weil die Medizinmänner über mich gesungen haben. Der leitende Medizinmann hat mich informiert, dass ich hier **VIER TAGE** bleiben muss, nirgendwo hingehen soll, mich nicht unter die Leute mischen soll oder in die Öffentlichkeit gehen. Nachdem ich die vier Tage so verbracht habe, werde ich mich baden und kann dann meine üblichen Arbeiten wieder aufnehmen.

Von Medizinmännern habe ich schon gehört, als ich noch ein junges Mädchen war. Es kam von meiner Mutter und meinem mütterlichen Großvater. Ich habe sie begleitet, wenn sie Pflanzen sammeln gingen. Ich war bei ihnen und habe sie beobachtet, wenn sie spezielle Pflanzen gesucht haben. Jede Pflanze hat ihren Namen und ihre Anwendung. Wenn ich dabei war, wurde mir gesagt, wie ich eine bestimmte Pflanze erkennen kann und wozu sie gut sei. Ich lernte auch die Pflanzen als Volk zu verstehen, unter denen es weibliche und männliche gibt. Diese Unterschiede hat man mich gelehrt. Beim Sammeln der Pflanzen, die als Medizin gebraucht werden sollen, benutzen wir Maisblütenstaub. Wir sind zu den Pflanzen hin und haben zu ihnen mit Blütenstaub gebetet. Diese Art habe ich seit frühem Alter gelernt. Man hat mir beigebracht, wann die Pflanzen wachsen, wann sie reifen, wann man sie sammeln und wie sie zu Medizin verarbeitet werden können. Pflanzen werden für viele Krankheiten und Leiden verwendet. Es gibt Pflanzen, die helfen, Verletzungen des Körpers zu heilen, andere, die helfen, ge-

CLAN Faye Tso stellt sich nach traditioneller Navajo-Art mit ihrer Clan-Zugehörigkeit vor.

HOGAN traditionelles, zumeist kuppelartiges Haus mit Zugang von Osten.

BLESSINGWAY Segensweg, heißt die einzige prophylaktische, die Wohlfahrt-Zeremonie der Navajos, die meist mehrere Tage dauert, mindestens aber ein Tag und eine Nacht bis Sonnenaufgang.

VIER TAGE die heilige Zahl der Navajos – alles Zeremonielle geschieht viermal.

brochene Knochen schneller zu kurieren. Es gibt sogar Pflanzen, die bei Arthritis benutzt werden können. Es sind eben viele verschiedene Arten von Pflanzen, die als Medizin benutzt werden können. Als ich das lernte, gab es noch keine Krankenhäuser, keine modernen Ärzte. Damals, in jenen Zeiten, sind die Navajos nicht ins Krankenhaus gekommen, wenn sie krank waren.

Eine Hauptsache beim Sammeln von Pflanzen ist der Gebrauch von Maispollen. Und dann gibt es das Verfahren, das mit ›Kräutersteinen‹, mit Mineralien zu tun hat. Türkise, weiße Muscheln, Korallen und Obsidian, feine Teile davon, vermischt mit Maispollen, werden bestimmten Pflanzen geopfert. Auf diese Weise danken wir ihnen, indem wir Edelsteine und Maispollen opfern und die Pflanzen dann einsammeln. Ich habe das von meinem Großvater gelernt.

Er hat mir auch beigebracht, wie ich eine Person, die krank ist, diagnostizieren kann, damit ich herausfinde, was ihre Krankheit verursacht. Außerdem beherrsche ich die Kraft, die vom Geist des **GILA-MONSTERS** kommt. Gila-Monster teilt mir mit, welches Problem besteht bzw. was mit einer Person nicht stimmt, die mich auffordert, sie zu analysieren. Diese Fähigkeit habe ich vom Onkel meiner Mutter gelernt. Sein Name war Naahíí yazhi vom Little Wandering People Clan. Er hat es mir beigebracht und das Medizinbündel *(jish)* für mich gemacht. Also habe ich dafür ein Medizinbündel. Neben Tini'tei, den Geist des Gila-Monsters, habe ich das Sternensehen *(stargazing)* gelernt. Ich benutze Sterne, die mir sagen, was mit einer Person nicht stimmt.

Ich war an vielen Orten, an weit entfernten Orten. Überall im Navajo-Reservat, von einem Ende zum anderen habe ich mein Wissen angewendet. Ich habe es auch bei Leuten in Gallup, Albuquerque, Shiprock, ja selbst in Phoenix eingesetzt. Dabei war ich auch in vielen Krankenhäusern, weil kranke Leute eben im Hospital liegen. Man hat mich gebeten, dorthin zu kommen, und ich habe dort mit Ärzten zusammengearbeitet. In Alaska, Kanada, Washington State und Kalifornien habe

GILA-MONSTER (Krustenechse) = mythisches Wesen im Pantheon der Navajo-Götter, des Heiligen Volkes = Gott der Wahrsager durch Handzittern.

ich meine Medizin angewendet. Also bin ich viel umhergereist, um den Leuten zu helfen, bin deshalb in vielen Landesteilen bekannt und anerkannt. Und die Ärzte kennen mich, denn ich habe mit ihnen zusammengearbeitet. Ich habe auch eine offizielle Lizenz der Navajo Nation, ausgestellt in Window Rock, unserer Hauptstadt.«[36]

AYMARA (ANDEN)

Vor allem bei Aymaras und Quechuas, den alten peruanischen Völkern, herrscht »das Bedürfnis, störende Kräfte, die das Individuum befallen, auf einen Träger zu laden, um eine momentan gestörte Harmonie wiederherzustellen. Damit kann der Kranke inmitten der kollektiven Gruppe die Ganzheit seiner Persönlichkeit wiedererlangen«. Dazu existieren verschiedene magische Heilrituale. Eines davon ist die Shokma, ein Verfahren auf rein pflanzlicher Basis.

Ein Augenzeuge berichtet: »Bevor die eigentliche Heilung beginnt, geht der Magier auf die Suche nach bestimmten Blumen, die später zur Übertragung des Übels, das bekämpft werden soll, dienen werden. Darunter befinden sich Ginster, Rosen, wilde Nelken und Tumbo-Blätter.

Der Tumbo wird übrigens zusammen mit Veilchen, Klee und Mohnblumen gekocht, gegen Husten verwendet und trägt auch den Namen Achoccha. Heutzutage verwendet man ihn für die verschiedensten Dinge, als Saft gegen Ohrenentzündungen, als Umschläge gegen Angina, mit Milch vermischt als Gurgelwasser.

Nachdem der Hexer wieder zum Kranken zurückgekehrt ist, wickelt er die gesammelten Pflanzen in einen feinen farbigen Stoff ein und lädt den Kranken zu einer Art Blütenblätterbad ein. Wenn die Blüten durch lange Einreibung schließlich zerrieben sind, hüllt sie der Magier wieder ein und wirft sie draußen an eine Hausecke, wobei er sich davor hütet, zurückzuschauen.

Die Shokma kann von Magier zu Magier etwas verschieden ausfallen, und wir selbst waren Zeugen einer Methode, bei welcher die Blüten erst gebraucht wurden, nachdem sie erhitzt und so lange im Topf geknetet wurden, bis ein fester Teig entstanden war. Nun fuhr man mit dem Teig über den ganzen Körper des Kranken, dann warf man ihn fort und bedeckte den Kranken mit Wollsachen, um ihn zum Schwitzen zu bringen.

Im Prinzip folgt auf eine gut ausgeführte Shokma innerhalb kurzer Zeit, im besten Fall schon nach fünf bis sechs Tagen, die Heilung. Bis dahin darf der Kranke sich nicht waschen, um den Heilungsprozess der höheren Mächte, die durch die Blüteneinreibung in Gang gesetzt worden sind, nicht zunichte zu machen. Nach dieser Frist muss er ein Bad nehmen, saubere Kleider anziehen und die alten, die noch von den soeben besiegten, bösen Substanzen durchdrungen sind, im Freien *soly sereno*, d. h. den wohltuenden Wirkungen von Sonne und Mond, aussetzen.«[37]

EWONDO (KAMERUN)

Der Schweizer Abenteurer Hans Leuenberger bereiste über einen Zeitraum von fünf Jahren mit Begleitung den afrikanischen Kontinent von Nord nach Süd, von Ost nach West. »Man habe in allen Lebensgebieten Umschau gehalten und darüber berichtet«, so Leuenberger. Auf diese Weise ist auch der Versuch eines Einblicks in die Heiltradition der Völker im westlichen Kamerun entstanden. In Kamerun trifft er auf die Ewondo.

Ein Augenzeuge berichtet: »Wir fassen den Entschluss, in den Wäldern Kameruns einmal versuchsweise in die Heilpraxis der Afrikaner einzudringen. Dieser Versuch sollte uns zeigen, ob die Heilkunde dieser Völker wirklich das undurchdringliche Geheimnis ist, als das es bezeichnet wird. (...)

Was tun? Wir ließen wieder einmal den Zufall spielen, der uns mit einem Kameruner zusammenbrachte, dessen Frau die Tochter einer Magierin war. Markus Bibugu hieß unser Gewährsmann, seines Zeichens Chef des Dorfes Obobogo bei Yaoundé. Er sprach ein gepflegtes Deutsch und schrieb es ebenso gut, erlernt in Jahren seiner Tätigkeit in einer ehemaligen deutschen Mission. Über die deutsche Sprache fanden wir den Weg in sein Vertrauen, und er bat seine Frau, uns in einige der wichtigsten Heilpflanzen seiner Wälder einzuweihen und uns deren Anwendung zu demonstrieren. Markus übersetzte uns alles ins Deutsche. (...)

Martha Bibugu, seine Frau, die nur die Ewondosprache ihres Stammes beherrschte, saß neben uns und blickte mit den ruhigen, unergründlichen Augen auf uns, denen wir bei den Bewohnern der finsteren Regenwälder oft begegnet waren. Die noch junge Frau unseres wohl siebzigjährigen Freundes durfte bis zu ihrem sechzehnten Altersjahr nie ein Medizinalkraut berühren. Das verbot ihr die Mutter, die ›Medizinfrau‹ war. Bei Missachtung des Verbots würde sie sonst nie Kinder gebären können. Ich vermute, dass diese Vorschrift verhindern soll, dass ein Mädchen ohne Wissen eine jener furchtbar giftigen Pflanzen berührt, die zur Unfruchtbarmachung von Gegnern führt. (...)

Martha, und dieser von ihrem Mann ihr gegebene Name klang so hart gegen das Mysterium um uns an. Martha ging mit einer beinahe unheimlichen Sicherheit auf die von ihr gesuchten Pflanzen zu, als ob eine jede ihr schon eine alte Bekannte wäre. – Es wurde uns klar, dass sie diese Pflanzen wirklich einzeln kannte und schon aufgesucht haben musste. Der Urwald war ihr mit unsichtbaren Namensschildern wohl versehener botanischer Garten, ihre Riesenapotheke. Die Medizinalpflanzen müssen in kleiner Anzahl weit verteilt wachsen. Wenn wir auf diese oder jene Pflanze wiesen und fragten, ob sie nicht für uns wertvoll wäre, ging sie daran mit leicht wegwerfender Bewegung vorüber. Das waren nutzlose Statisten in ihrem Laboratorium, Ornamente an ihren verschlungenen Pfaden.

Da stand die junge Afrikanerin, mehr jung erscheinend als jung an Jahren, jung vielleicht, weil sie die Kräuter kennt, die ewige Jugend versprechen, und sie hieb mit sicherem Schlag genau das Pflanzenteil heraus, das ihr diente: hier ein Ast, dort ein Blütenkopf, hier einige Fruchtstände, dort den Hauptstamm oder den Wurzelkopf, die Rinde oder den Bast. Sie hantierte wie ein schnittsicherer Chirurg an den Leibern ihrer grünen Opfer herum.

Jedes Mal reichte sie mir die Pflanzenteile, die ich sofort mit Anhängern versah, auf die ich den von ihr genannten einheimischen Namen schrieb. Wie seltsam klangen die Namen der für uns Namenlosen des Urwaldes in unseren Ohren! Da wuchs Atzàp, dessen Fruchtfleisch der Mensch isst, während die Körner giftig sind, sodass die Hühner sterben, denen man sie unter das Futter mischt. Ndong, dessen Wurzeln gegen Husten helfen, gleicht einem roten Schotenpfeffer, Mbubui, Ozang Kombe, Tàa, Menzanga-Menzanga, Nlom, Nyama, Baa. Sie alle dienen den Menschen, namhafte Hilfsgeister aus dem afrikanischen Helldunkel.

Wenn wir die Pflanzen kennen, so müssten wir noch den heilsamen Bestandteil isolieren und außerdem wissen, wie er wirksam wird. Martha bündelte die Blätter des ›Nlon‹, legte sie an ein Feuer. Die schlapp gewordenen Blätter werden bei Knochenbrüchen aufgelegt und sollen die Heilung beschleunigen. Die Blätter werden in kurzen Abständen erneuert.

Mbubui ist ein Hexenkräutchen, dessen ballonartige Frucht in ein Blatt gehüllt ans Feuer gelegt wird. Nach zehn Minuten presst man den Saft, wie aus einer Konditortüte, in die Augen, allerdings erst, wenn er abgekühlt ist. Er wirkt dann gegen Kopfweh, rheumatische Klopfschmerzen, gegen geschwächtes Augenlicht. Man lässt den Saft über Nacht im Auge, und am Morgen kommt aller Schmutz heraus. Wer unglücklich verliebt ist, träufelt den Saft in die Augen, denkt an die Geliebte, und sie ›weint für ihn‹.

Der Saft der ›Nyama‹ wird in Wunden geträufelt und heilt diese in ein bis zwei Wochen. Er wird vor allem auch bei gewissen venerischen Krankheiten angewandt, und zwar in Form von Dampfbädern.

Grundlage der Urwaldkosmetik ist der Baum ›Baa‹. Das Holz des blutroten, bis zwanzig Meter hohen Stammes wird zu Pulver zerstampft, mit dem Öl der Ölpalme und dem Saft von ›Nyama‹ versetzt und vermischt. Diese ziemlich harte Salbe wird auf der Körperhaut verrieben und einmassiert. Sie macht die Haut fast immun gegen Kratzer, denen die Afrikaner im Dornbusch sehr ausgesetzt sind. Gleichzeitig bleibt die Haut straff, und Martha hatte nicht die geringste Runzel im Gesicht.

Der Saft von ›Baa‹, vermischt mit gestampftem Fruchtfleisch der Gemüsebanane (Planten) wird gegen Diarrhoe verwendet. Vermutlich ist bei den Anwendungsformen ein starker Gerbstoff wirksam.

Menzanga-Menzanga hat eine giftige Wurzel, die durch Blockierung der Blase zu wirken scheint, was eine Stunde nach der Einnahme zum Tode führen soll.

›Kakua‹ ist ein Mittel gegen den Biss giftiger Ottern. Die Wunde wird aufgeschnitten. Die Rinde der Pflanze wird abgeschabt und auf die

Wunde gebunden, wobei das gebissene Glied in Herzrichtung gleichzeitig abgebunden wird.

Dieselbe Pflanze, und zwar die Jungtriebe, sind ein Mittel gegen chronische Malaria. Die jungen Triebe werden zwischen den Händen, mit Wasser versetzt, in eine Blatt-Tüte eingerollt und neben die Feuerglut gelegt. Die Flüssigkeit wird in die Nase hochgeschnupft und einige Tropfen werden in den Mund gespritzt. Die Rinde der Pflanze wird auf den Leib aufgelegt und um die Fußgelenke gebunden.

Ozang Kombé ist das wichtigste Mittel gegen eitrige Wunden. Man rollt die Blätter in ein als Tüte dienendes Blatt und legt es zehn Minuten neben die Feuerglut. Der Brei wird auf die Wunde gelegt, darf aber gesunde Haut nicht berühren.

Leben in den Wunden schon Maden, so nimmt man ein grünes Blatt des lokalen Tabaks und hält es einen Augenblick über das Feuer, bis es schlapp wird. Dann rollt man frische Blätter zwischen den Händen, versetzt sie mit Wasser und Salz, das aus Palmblättern gewonnen wird, und tropft den entstehenden Saft auf die Wunde. Danach wird das schlappe Blatt aufgelegt. Diese Mittel sollen selbst schwerste Wunden heilen, denen wir nur mit dem Messer des Chirurgen zu Leibe gehen.

Eine gelbe, gallertige Masse auf dem Bast der ›Akong‹-Pflanze, deren Rinde ausgekocht wird, sei ein ausgezeichnetes Mittel gegen Würmer, eine große Plage in Kamerun.

›Ebuku‹ ist ein Ersatz für Chinin, ein weißer Milchsaft, der aus dem Stamm gewonnen wird. ›Banga‹ rauchen Verrückte, um normal zu werden, wahrscheinlich ein Betäubungsmittel. ›Enné‹ ist ein Pfeilgift. Und manches noch, das wir aber erst in einem weit entfernten Urwald fanden, nannte unsere geheimniserfüllte Magierin. Bei vielen dieser Pflanzen hätten wir entweder die Blüte oder Frucht, die neuen Schösslinge oder die Samen abwarten müssen. Das ernsthafte Studium allein der Heilpflanzen der Wälder Westkameruns wäre eine kleine Lebensaufgabe für einen um eine Dissertation verlegenen Pharmakologen. (…)

Wir konnten unsere Führerin in einem natürlichen Tun beobachten und auch mit Erstaunen feststellen, wie außerordentlich genau sie die Zubereitungsvorschriften einhielt. Diese sind ein fast ebenso wichtiger Bestandteil der ganzen Prozeduren wie die Wahl der Pflanzen. Falsche Anwendung kann die Wirkung des besten Präparates aufheben oder sogar Schaden anrichten.«[38]

NGARINYIN (ABORIGINES, AUSTRALIEN)

Traditionelles Wissen über die Wirkung von Pflanzen war und ist bei vielen Völkern Allgemeingut. Anwendung und Heilwirkungen haben nicht immer einen spirituellen Kontext. Bei den Ngarinyin-Aborigines scheint das so zu sein. Nyawarra, Hüter des Gesetzes der Ngarinyin, überliefert ein Beispiel:

> »Siehst du das Blut hier, *guli*?
> Das ist der Blutbaum… GURIWIN nennen wir den,
> und die Medizin da, die nehmen sie,
> wenn jemand Krebs im Herzen bekommt
> oder ihr Herz schwach ist, dann nehmen sie das,
> das *guli* tut man in einen Eimer oder einen Becher,
> und dann trinken sie das und werden gesund,
> und sie leben lang und werden alt,
> manche werden 90 oder 100, so lange leben sie,
> und den Saft, den nennen wir *guli*.
> Ich habe viele kranke Leute gesehen,
> und sie nehmen das und werden gesund,
> genau wie die Aborigines früher,
> die haben auch diese Medizin genommen,
> *guriwin* … Saft vom Blutbaum.«[39]

LAKANDONEN (MEXIKO)

Der Ethnologe/Botaniker/Pharmakologe Christian Rätsch schreibt: »Seit Tagen versuche ich, den letzten mir unbekannten Zauberspruch aufzunehmen. N.N. ist so zögerlich wie niemals zuvor. Er fragt mich ständig, ob ich wirklich Ch'äkbil'ok lernen möchte. Natürlich möchte ich! Aber er zögert und zögert. Ich weiß gar nicht, warum.

Schließlich sagt er, wenn du willst, dann komm mit ins Götterhaus. Ich nahm meinen Kassettenrekorder und ging zur vereinbarten Zeit zum Götterhaus. Als N.N. dort ankam, sah er ständig um sich, als verfolge ihn irgendjemand. Er sagte, das Götterhaus sei nicht sicher genug. ›Lass uns in den Dschungel gehen.‹ Wir suchten uns ein einsames Plätzchen, hockten uns nieder und begannen mit der Aufzeichnung. N.N. war sehr nervös, wie noch niemals zuvor. Ständig blickte er um sich herum, ob da auch keine Fledermäuse flattern und die Worte davontragen würden.

Gut. ›Du musst extrem vorsichtig sein. Sieh zu, dass keine Wörter von den Fledermäusen aufgeschnappt und davongetragen werden. Du musst dir die Worte genauestens einprägen!‹ – › Ja, klar.‹ Ich kannte ja schon die Prozedur.

Es war der Zauberspruch, der unter dem Namen *Ch'äkbil'ok* bekannt ist. Er bedeutet so viel wie ›ins Bein geschlagen oder geschnitten‹. Damit wird der Blutfluss gestillt, der aus einer Wunde im Bein quillt. N.N. hat den Spruch sehr sorgfältig vorgetragen und mir die Worte, die mir bis dahin unbekannt waren, genauestens erklärt. Ich habe alles mitgeschnitten. N.N. warnte mich vor der Kraft dieses Zauberspruches.

Ich machte mich sogleich an die Transkription. Es fiel mir sehr leicht. Ich konnte alle Worte verstehen und begann sofort mit der Übersetzung. Ich habe den ganzen Abend mit dem Spruch zugebracht. Ich konnte ihn fast auswendig. Als ich mich hinlegte, kreisten mir ständig die Worte durchs Gehirn. Ich war müde und zufrieden. Hatte ich doch die Worte des letzten Spruches gut eingefangen. So beginnt der Zauberspruch *Ch'äkbil'ok*:

GURIWIN Blutbaum = Corymbia terminalis: Wo sich Borke abschält, tritt blutroter Gummisaft (guli) aus, der antiseptische Wirkung hat.

N.N. lat. *nomen nescio* (»den Namen weiß ich nicht«) oder *nomen nominandum* (»der zu nennende Name«). Rätsch muss den Namen des Informanten geheim halten, um ihn nicht in Gefahr zu bringen.

Knahan
Dann setze ich mich hin
Sie ist zerschnitten
Die Weiße Liane
Sie ist zerschnitten
Er quillt heraus und erstarrt
Der Saft
Der Weiße Kaugummibaum
Der ot'-Kaugummibaum
Ihre Säfte
Sie quellen heraus und erstarren
Der Saft des Brotnussbaumes
Die Mörderfeige
Die kleine Mörderfeige
Das ist ihr Saft
Schnell erhebt er sich
Quillt heraus und erstarrt
Es kommt der Saft
Dann ist es vorbei
Dann habe ich es zugeschmiert
Der dicke Kautschuksaft
Dort ist es herausgepresst
Aus dem Loch
Die ta'k'-Pflanze
Sie kommt
Ihr zarter Trieb
Die Weiße Heliconia
Das Herz der ch'ib-Palme
Die payok-Palme
Die holop-Palme
Die Pfefferpflanze
Ihr zarter Trieb
Er ist es, der da kommt
(...)

Es werden zahllose Dschungelpflanzen in dem Zauberspruch beschworen, die beim Anschneiden bzw. Einschneiden oder bei Schlagverletzungen Saft, Latex, Harz oder Gummi ausscheiden. Diese Pflanzen stehen symbolisch für das verletzte Bein des Verwundeten, genau genommen für die Knochen (Harthölzer) und für die Adern (Stauden, Palmen). Schließlich werden die verschiedenen Bienenarten des Dschungels angerufen. Sie sollen mit ihrem Wachs die Wunde verschließen. Der Zauberer ruft also alle Pflanzen herbei, die sich mit ihren Säften selbst heilen können, und überträgt so deren Eigenschaften auf das verwundete Bein. Zum Abschluss wird die Wunde mit Wachs beschmiert. Der Zauber ist vollbracht.

Am nächsten Morgen ging ich mit den Lakandonen-Kindern in die MILPA. Wir wollten ein Stück roden, um ein Tabakfeld anzulegen. Es war schönes Wetter und die Arbeit machte Spaß. Es freute mich, endlich mein Ziel erreicht zu haben. Wir lichteten das Unterholz. Da stand ein Baum vor mir. Ich holte mit der Machete aus, schlug zu und sauste mit dem Stahl durch das morsche Holz. Damit hatte ich nicht gerechnet.

Mein Schlag war viel zu stark. Und mir fuhr die Machete in den Unterschenkel. Ich schrie laut auf. Die Kinder eilten herbei und starrten fassungslos auf die offene Wunde. Jetzt wäre es gut, wenn jemand den Zauberspruch *Ch'äkbil'ok* kennen und auf mich anwenden könnte. Aber weit und breit war kein Erwachsener da, um mich besprechen zu können. Da setzte ich mich hin, um mich selbst zu besprechen. Ich durfte die Worte nur denken, nicht aber laut sprechen.

Ich spuckte auf die Wunde und fing an, den Spruch innerlich zu rezitieren. Als ich fertig war, stoppte die Blutung, sehr zum Erstaunen der Kinder. Auch ich war erstaunt. Ich rief alle zusammen, um die Arbeit für heute abzubrechen. Ich wollte den eventuellen Echoeffekt umgehen. Die Lakandonen glauben, dass sich ein Unfall wiederholen könnte, wenn man nicht die Arbeit niederlegen würde. Also gingen wir zurück ins Dorf. Mein Bein war blutverkrustet, schmerzte aber kaum.

Als wir aus dem Wald kamen, stand N.N. am Weg und rief mir zu. ›Na, hat dich der Spruch versucht?‹ Ich blickte ihn fassungslos an. Sofort erklärte er mir, dass es immer so sei, wenn man Ch'äkbil'ok lerne, werde man sich am nächsten Tag verletzen. Der Spruch würde einen testen. Er wollte mir das vorher nicht sagen, aber jetzt sei er froh, denn offensichtlich habe ich die Worte gut behalten.

Das war der richtige Paukenschlag. Offensichtlich habe ich mich in der unsichtbaren Welt bewährt.«[40]

MILPA Mischpflanzung aus Mais, Bohnen, Kürbis.

Magie aus ritueller Gemeinschaft

Wer je an einer Zeremonie teilgenommen hat, bei der ein Medizinmann mit seinen Helfern die komplexe Partitur der Ritualhandlung dirigiert, heilige Gesänge intoniert, tanzende Inkarnationen heiliger Wesenheiten auftreten lässt, und das nächtelang bis zum Morgengrauen für Patienten und zahlreiche teilnehmende Zuschauer, der kann erleben, welch unglaublich magischer Sog von solchen Veranstaltungen ausgeht. Im nächsten Schritt ist dann auch nachvollziehbar, dass einem derartigen magischen Sog heilende Wirkungen innewohnen können, vor allem für diejenigen, die der entsprechenden traditionellen Gemeinschaft angehören.

Viele traditionelle Gesellschaften haben umfangreiche Zeremonialkomplexe entwickelt, um sich notwendiger spiritueller gesunder Wirkungen zu versichern. Solche zeremoniellen Aktivitäten rechnen immer mit der Beteiligung der Gemeinschaft. Das gilt sowohl bei der Bitte um lebenserhaltenden Regen als auch bei der Gesundung individueller und gruppenspezifischer Belange. Ohne Familie, Verwandtschaft und Gemeinschaft sind solche Zeremonien undenkbar. Wir stellen Beispiele vor, in denen diese zeremoniellen Konstituenten sichtbar werden.

HOPI (NORDAMERIKA)

Die scheinbare Unvereinbarkeit von traditionellem Wissen und modernen wissenschaftlichen Erkenntnissen hat schon zu manchen Kontroversen geführt. Im Herbst 1998 während einer Reise durch Arizona bewunderten wir in Old Oraibi, der wohl ältesten, noch immer besiedelten Ortschaft Nordamerikas, die reiche Maisernte der Hopi. Gelbe, elfenbeinerne, rote und blauschwarze Maiskolben waren in großen Mengen auf einer Plaza zum Trocknen ausgelegt. Für zwei Dollar erwarb ich einen für uns seltenen blauschwarzen Kolben. Maismehl ist die Grundlage für Piki, das unvergleichliche Hopi-Brot. Die Auslage erinnerte mich an jene Hopi-Geschichte, in der Mais- und Getreideanbau nach agrarwissenschaftlichen Verfahren mit traditionsorientierten Verfahren der Hopi-Bauern konkurrierten. Nachdem viele Hopi und Navajo im Zweiten Weltkrieg als amerikanische Soldaten gekämpft hatten, wollte die US-Regierung sich um die Zustände in den Reservaten kümmern.

»Washingtons Anteilnahme an den Sorgen und Nöten der Navajos und Hopis konkretisierte sich in einem Gesetz, das unter dem Namen ›Navajo-Hopi Rehabilitation Act‹ bekannt wurde. Was die Gesetzgeber unter anderem irritierte, war die Tatsache, dass es noch immer Hopis gab, die ihre Felder mit Grabstöcken bestellten, und dass die modernste Ausrüstung überhaupt, die sich bei dem einen oder anderen Hopi fand, aus Hacken und Schaufeln bestand. Als Antwort auf die tragische Situation nahm der Kongress auch noch ein Hilfsprogramm zur Modernisierung der Hopi-Landwirtschaft in das Gesetz auf. Die Misserfolge dieses Programms sind mittlerweile Legende. Die neuesten wissenschaftlichen Erkenntnisse der Agronomie, Boden- und Zuchtpflanzenkunde sowie die jeweils besten Maschinen, die von der modernen Technik entwickelt werden konnten, alles vereinte sich zu einem gemeinsamen Bemühen, dem nichts vergönnt war außer einem kläglichen Scheitern.

Jedes Jahr beobachteten die Experten aufs Neue, wie ihre Pflanzen früh auskeimten, emporwuchsen und schließlich verwelkten und verdorrten, ohne überhaupt erst ausgereifte Ähren hervorgebracht zu haben. Die heiße, trockene und windreiche Umwelt der Hopi war anscheinend eine zu große Herausforderung. Nach einigen Jahren wurde das Projekt aufgegeben, und die Fachleute machten sich mit eingezogenem Schwanz auf den Heimweg.«[41]

Genau diese Erfahrung machte auch der Augenzeuge Uwaíwiota vom Schilfklan in Moenkopi: »Ein Beamter versuchte mich einmal davon zu überzeugen, diesen gezüchteten Mais mit den riesengroßen Kolben anzupflanzen. Er nahm so einen gezüchteten Kolben heraus und zeigte mir, dass er ungefähr sechsmal so viele Körner hatte wie ein Hopi-Kolben. Ich erklärte ihm, dass wir seit Beginn unserer Geschichte mit Mais experimentieren und wissen, welche Arten wachsen und welche nicht. Er sagte immer wieder: ›Versuch es doch mal. Was hast du dabei zu verlieren?‹ Schließlich willigte ich dann ein, in einem Teil meines Feldes ein paar gezüchtete Samen einzusetzen. Gut, der Hopi-Mais wuchs wie immer, denn er hat tiefe Wurzeln. Der gezüchtete Mais wuchs etwa 30 bis 60 cm hoch, blieb eine Weile in dieser Höhe stehen und ging dann ein. Als der Beamte wiederkam, um zu sehen, was sein Mais machte, stand er nur da und schüttelte den Kopf. Es gab nicht einen einzigen Kolben, der groß genug war, um eine halbverhungerte Krähe zu füttern.«

In einem Rundbrief[42] ist die traditionelle Anbauweise geschildert: »Auf dem großen Sandfeld sind drei Männer mit ihrer Arbeit beschäftigt, jeder mit einem Pflanzstock, einem Beutel mit Samen und mit Gedanken an die Nahrung für morgen und die Wintermonate. Das Pflanzen hätte leichter sein können, doch Wind und heiße Sonne haben viel Feuchtigkeit weggetrocknet. So müssen die Männer recht tief in den Boden dringen, um die Samen in die feuchte Erde zu legen. Nach unserer traditionellen Lebensart hofft und betet jeder, dass es bald regnen wird, damit das Pflanzen schneller und leichter geht. Während er arbeitet, summt der Älteste leise dem Samen Ermutigung und Segen zu. Hin und wieder wirft er flüchtig einen Blick nach Westen, wo sich Regenwolken auftürmen.

Man muss nun nicht glauben, die traditionellen Hopi-Bauern hätten während jener Konkurrenz-Zeit etwas an ihren uralten Anbaumethoden geändert. Folglich fielen ihre Ernten entsprechend ihren Erfahrungen und Erwartungen aus, so wie sie es schon immer kannten.

Die Getreidehalme der Hopi verwelkten nicht, und die Ähren waren groß und voll entwickelt. Für sie war es eine überreiche Ernte.

Deshalb kümmerten sich die Hopi auch nicht um ihre weißen Konkurrenten und um das, was die alles ausprobierten. Im Gegensatz dazu waren die ausgesandten Wissenschaftler höchst neugierig auf die Resultate der Traditionalisten, je mehr ihre eigenen Verfahren fehlschlugen. Und sie suchten eine Erklärung dafür. Wie konnte es sein, dass ihre wissenschaftlich exakt durchdachten Methoden so kläglich danebenlagen? Also fragten sie einen der Hopi-Bauern, wie es komme, dass die traditionelle Anbauweise erfolgreich sei, die moderne dagegen nicht. Der Gefragte antwortete in einer Art und Weise, wie sie für Hopi charakteristisch ist, höflich, entspannt und fast nebenbei: ›Der Unterschied ist einfach: *Wir besingen unser Getreide*.‹

Keimen, Wachsen, Reifen, als grundlegende Prozesse des Lebens sind seit Urzeiten Gegenstand und Ziel rituellen Singens bei den Hopi, eingebunden in Meditation und rituelle Handlungen. Sie beziehen sich auf die Unterwelt im Winter und die Oberwelt im Sommer.

Völkerkundliche Dokumente belegen das. Sorgfältig operierende Agrarwissenschaftler hätten das wissen können. Jedenfalls ist nicht bekannt, wie die Agrarspezialisten auf die Antwort jenes Hopi-Bauern reagiert haben. Waren sie wirklich geschockt? Doch waren die Fakten des unbeabsichtigten Wettbewerbs in Gestalt von Misserfolg und Erfolg klar zutage getreten. Ja eigentlich hatten sie sich voll blamiert. War deshalb ihr rationales Weltbild erschüttert?

Dass Hopi ihren Mais besingen, rührt weder aus Irrationalität noch aus Verzweiflung, so wenig wie aus der törichten Hoffnung oder dem Bedürfnis nach Sinn. Der allein wirtschaftende Hopi-Bauer, der sein Getreide besingt, hat kaum Interesse am sozialen oder kommunikativen Aspekt des Gesangs. Er versucht einzig und in erster Linie sein Leben und seine Ernte zu verbessern. Sein Verhalten leitet sich aus einer anderen Metaphysik als der uns bekannten ab. Und wir werden nie imstande sein, sein Verhalten zu verstehen, solange wir seine metaphysische Ausrichtung nicht verstehen. (...)

Für Hopi sind Denken, Singen, Beten und Tanzen Manifestationen des inneren Wollens im Menschen. Indem er seinen Mais besingt, scheint der Mensch die Macht des Getreides und die seines Willens miteinander zu vereinigen. Die Schwingungen und die Energie seines Denkens und Singens werden dem Getreide und den Wesen und Prozessen übermittelt, die dem Mais in seinem Wachstum behilflich sind.

Die mächtigsten Formen des Wollens und Singens finden sich im gemeinschaftlichen Denken und Singen. Genau dies geschieht in den Hopi-Ritualen, die dem Zweck dienen, allen Saaten zu helfen, dass sie keimen, wachsen und Frucht tragen. Um nichts anderes geht es in den Zeremonien Wuwuchim, Soyál, und Posamu. Sie vereinigen den Willen und die geistigen Energien des Menschen mit den inneren Organismen und Empfänglichkeiten der Schöpfung. (...) Das Verhalten der Hopi leitet sich aus einer anderen Rationalität und Sicht der Dinge ab, als sie den meisten Angehörigen westlicher Kulturen vertraut ist.«[43]

MAPUCHE (CHILE)

»Machitun heißt eine magische Heilersitzung bei den Mapuche im südlichen Chile. Medizinmann Machi José opfert den Göttern, zuerst Nenechen, dem höchsten Wesen der Mapuche, dann den Windgöttern, den Mondgöttern und den Ahnengöttern. Zu seinen Zaubergebeten in einer meist unverständlichen altertümlichen Sprache verspritzt er ein alkoholisches Getränk in die vier Himmelsrichtungen. Nach Opfer und Gebeten glaubt er des Beistands der guten Geister sicher zu sein. Machis heilen durch Geisterbeschwörung und durch Medikamente. Auch die Behandlung mit Kräutern hat rituellen Charakter. Jeder Machi verwendet seine eigene, geheime Blättermischung, aber immer sind Blätter des Maquistrauches, des Apfel- und Cinamomo-Baumes darunter. Der Schamane reibt den ganzen Leib der Erkrankten ein, zuerst die Brust, dann die Füße, den Unterleib, die Arme und zuletzt Gesicht und Nacken. Oft saugt er an den erkrankten Körperteilen, um das Übel herauszuziehen.

Der Blätterbehandlung folgen stundenlange Musikrhythmen, bei denen der Schamane betet und singt. Er muss dabei in Trance fallen, um in diesem Zustand die Krankheitsursache und das Heilmittel zu erfahren.

Alle Familienangehörigen und weitere Verwandte des Vaters beteiligen sich am Machitun. In der Hütte wird getanzt, dabei werden Drohrufe und Drohgesten gegen die bösen Geister gerichtet. Je wilder die Zeremonie, desto erfolgreicher wird sie sein. Der Körper des Kranken muss dabei entblößt werden, damit die bösen Geister entweichen und die guten Geister eindringen können. Dieser Teil des Machitun durfte nicht gefilmt werden.

Die Zeremonie dauert bis spät in die Nacht und sie wird oft wiederholt. Am Ende verordnet der Schamane eine Arznei. Tritt keine Besserung ein, muss der Machitun erneut gefeiert werden. Es war dann nicht gelungen, die bösen Geister auszutreiben. Bleibt der Machi auch danach erfolglos, wird der Fall meist einer Hexe übergeben. Seine Kontakte zu den guten Geistern gelten dann als gestört.«

Der Magier Machi José in einem Interview:

Frage: »Wie wurde José zum Machi?

José: Seit meinem 11. Lebensjahr bin ich Machi und habe Kranke geheilt. Ich lernte die Pflanzen und Heilmittel durch Traumeingebung kennen. Und ich wusste, wie man die Heilpflanzen zubereitet und wie man damit Kranke heilt. Es gibt viele Krankheiten, natürliche und übernatürliche, die man so heilen kann, sogar den Krebs kann man mit Naturheilmitteln heilen.

Frage: Aber Sie heilen auch durch magische Kräfte?

José: Ja. Zuerst untersuche ich den Urin, und dann weiß ich, um welche Krankheit es sich handelt, und ich wende das entsprechende Heilmittel an.

Frage: Und welche Bedeutung hat dann das Magische?

José: Ich treibe den bösen Geist aus, den Dämon, den Teufel, der die Menschen ständig verfolgt, und damit vertreibe ich auch das Böse, das sie im menschlichen Körper hervorrufen.

Frage: Kann man das lernen oder ist das eine Begabung?

José: Es ist eine Begabung, mit der man geboren wird. Lernen kann man das nicht!«[44]

COKWE (ANGOLA)

Im Einleitungsteil haben wir den in die Bantu-Kultur initiierten Afrikanisten Gerhard Kubik bereits vorgestellt. Er vermittelt uns authentische Einblicke in ihr magisches Umfeld.

»In der abendländischen Welt werden nicht selten Handlungsbereiche durcheinandergebracht, die in Afrika scharf unterschieden werden: Magie, Zauberei, Kult, Trance, Zauberdoktoren, Hexer, Fetische, Besessenheit und so weiter. Diese Konfusion kommt aber daher, dass einheimische Informanten, etwa über die Bedeutung von Masken befragt, einen Außenstehenden bewusst irreführen, ihm Auskünfte geben müssen, wie sie für Nicht-Initiierte der eigenen Gesellschaft bestimmt sind. Stereotype Erwartungen von Seiten der Europäer tun ein Übriges.

Während meiner Forschungen in Angola im Jahr 1965 hatte ich einmal die delikate Aufgabe, einen Cokwe-Heilpraktiker aus einer Untersuchungshaft freizukriegen, in die er geraten war, weil ihn die Administration als ›feiticero‹ anklagen wollte. Er war verhaftet worden, weil der Chefe de Posto des Ortes nicht imstande war, zwischen der Tätigkeit eines *cimbanda* (Heilpraktikers), dessen Aufgabe es auch ist, bösen Zauber zu vernichten und Hexer zu entlarven, und der eines *nganga* (Hexers) zu unterscheiden. Es war nicht leicht, ihm dies zu erklären. Für ihn war das alles ›feiticaria‹ (Zauberei). Auch die englische Bezeichnung ›witch-doctor‹ für den Beruf eines *cimbanda* ist irreführend und sollte in der Ethnologie heute nicht mehr verwendet werden.

Zu den Aufgaben eines *cimbanda* in Angola gehört es auch, psychoanalytisch zu wirken, wenn die Gemeinschaft die Ursache einer Erkrankung in ihrer Mitte auf einen Ahnen projiziert. Dass sie dabei nicht selten von kollektiven Schuldgefühlen gegenüber Verstorbenen motiviert wird, ist für einen *cimbanda* auch ohne psychoanalytische Theorie durchaus erspürbar. Jedenfalls tut er genau das Richtige. Er inszeniert eine Begegnung mit der erkrankten Person, ihrer Gemeinschaft und dem krank machenden spirituellen Wesen. Der männliche und weibliche *cimbanda* veranstaltet eine Mediensitzung, bei der der krankmachende Geist (*lihamba* sing. *mahamba* pl.) gerufen und zu einer Stellungnahme gezwungen wird. Er muss den Versammelten sagen, warum er unzufrieden ist und was die Lebenden für ihn tun sollen. Ich habe in Angola und Nordsüdwest-Zambia wiederholt solche Medien-Sitzungen aufgenommen. (Verweis auf Orig.-Bänder 1965, 1971, Filmdokument)

Der *lihamba* manifestiert sich dann entweder in einem professionellen Medium, das man zur Sitzung verpflichtet, und spricht durch dieses Medium (mit dessen verfremdeter Stimme) zu den Versammelten, oder aber er ergreift spontan von irgendeinem Zuschauer temporär Besitz. Welcher unter den vielen möglichen *mahamba* der krankmachende Geist ist, ist vorher oft nicht bekannt und wird erst bei der Medien-Sitzung ermittelt.«[45]

NAVAJO (NORDAMERIKA)

Reed Tso, College-Absolvent und Traditionalist, ist der älteste Sohn der traditionsbewussten Tso-Familie aus Tuba City. Die in weiteren Zusammenhängen genannten Informanten sind Faye B. Tso, Kräuterheilerin und Mutter von Reed, und Irvin Tso, Medizin-Sänger, sein jüngerer Brüder.

Clan-Onkel von Reed und Lehrer von Irvin ist Norris Nez, selbst ein renommierter Medizin-Sänger der Navajo. Auch er muss sich von Zeit zu Zeit, so verlangt es die Überlieferung, einer speziellen Zeremonie unterziehen, um sein Potenzial als Heiler zu erneuern. Das nachfolgende Selbstzeugnis über die für Reed Tso und Norris Nez durchgeführte Zeremonie ist ein seltenes und außergewöhnliches Dokument.

»Da es mir immer schlechter ging, haben mein Vater und meine Mutter entschieden, die Fire Dance-Zeremonie für mich durchführen zu lassen. Hinzu kam, dass Norris Nez immer wieder krank geworden ist, sodass seine Familie beschlossen hat, auch für ihn den Fire Dance durchführen zu lassen. Beide Familien taten sich zusammen, weil sie einander helfen wollten, um die Belastungen, die Kosten zu verteilen, ebenso die ganzen Aktivitäten und Arbeiten, die dafür notwendig sind. Denn der Fire Dance ist eine der Hauptzeremonien des Navajo-Volkes. Um sie vorzubereiten, müssen viele verschiedene Pflanzen gesammelt werden, die als Medizin gebraucht werden, ich würde sagen, zwischen 40 und 50 verschiedene Pflanzen. Man benötigt Wacholder, Pinienäste, Fichte und eine große Variation von Pflanzen, die im Navajo-Reservat wachsen. Man braucht Tage, um alles zusammenzubekommen, um hin- und herzureisen, auf die San Francisco Mountains bei Flagstaff zu steigen, denn sie gehören zu unseren wichtigsten Heiligen Bergen. Man musste also überall herumfahren, sammeln und Material für die Zeremonie beschaffen.

Und nicht nur das, es gibt viel mehr zu tun, als man denkt. Benzin, Geld für den Transport und viele Tiere, die man braucht: Schafe und Rinder. Zum Beispiel musste meine Familie mindestens 30 Schafe kaufen, genauso viele wurden für Norris benötigt. Die Vorbereitungen für eine solche Zeremonie dauern mindestens eine Woche, und wenn sie dann anfängt, geht sie neun Tage und neun Nächte. Alle Teilnehmer und die Familie, die Besucher, die Familien der Medizinmänner, alle müssen verköstigt werden. Deshalb braucht man einen großen Kochverschlag. Meine Schwestern, Tanten und Onkel haben alle beim Kochen geholfen. Lastwagenladungen mit Feuerholz mussten herbeigeschafft werden, ich glaube, es waren 20 Ladungen für die ganzen Tage. Ebenso musste das Wasser herbeigeschafft werden. Aber das ist nicht alles. Geschenke mussten verteilt werden. Pendelton-Decken gehören üblicherweise zu den wichtigsten Gegenständen, dann Stoffe, in Yardlänge, die verschenkt werden. Schließlich hatten wir alles vorbereitet, und die Zeremonie begann. Der Medizinmann kam aus Klagetoh, südlich von Ganado, und hieß Herbert Yazzie. Er war kein älterer Mann, sondern mittleren Alters, etwa 40 Jahre alt. Es war ein erstaunlicher Mann, hatte viel Energie und war nicht nachlässig.

Die Zeremonie begann am ersten Tag morgens mit einem Sandpainting auf dem Hoganboden. An diesen ersten Tag kann ich mich gut erinnern, da war das Klapperschlangen-Sandbild (Sandpainting), das in alle vier Richtungen des Hogans zeigte.

In der Mitte des Hogans hat er ein Feuer angezündet. Dann musst du dich ausziehen, hast nur einen Lendenschurz an. Man lässt dich im Hogan immer im Kreis gehen, sodass es dir heiß wird, fängst an zu schwitzen. Dann bringt er Medizin, Kräuterwasser, das du trinken musst. Und du musst weiter immerzu im Kreis laufen, damit du schwitzt, denn es ist wirklich heiß. Am ersten Tag hat man nur ein kleines Feuer.

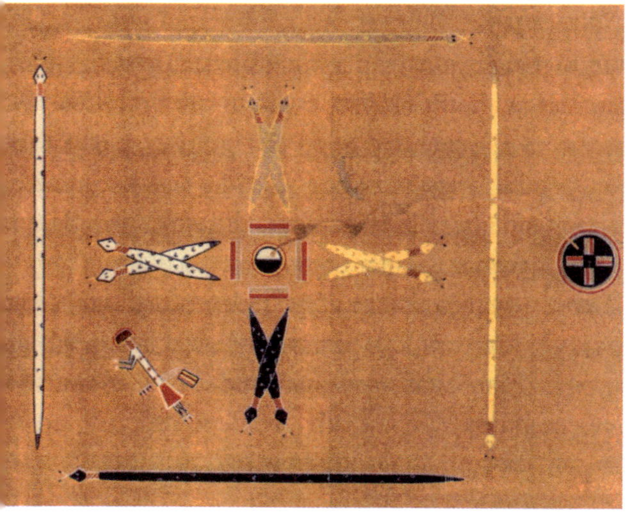

Klapperschlangen-Sandbild (aus: Washington Matthews: The Mountain Chant, Washington D. C., Fifth Annual Report of the Bureau of American Ethnology, 1883/84–1888)

Am zweiten, dritten, vierten Tag werden die Sandpaintings und Feuer immer größer. Dazu kommen Singen und Beten. Es fängt also langsam an und steigert sich, wird intensiver, immer mehr Aktivitäten. Der Medizinmann setzt dich auf eine Diät aus Schwitzen und Medizintrinken. Dazu musst du morgens um drei Uhr aufstehen, wenn es draußen noch friert. Bei dieser Kälte musst du draußen sitzen, bei Knochenkälte. Norris Nez und ich standen beieinander, der Medizinmann sang und betete, während wir mit ihm die Gebete rezitieren mussten. Er sprach sehr schnell in Navajo, und wir folgten ihm, d. h., wir wiederholten, was er sagte. Bei den Gebeten geht es um das Heilige Volk, das Universum, die Erde, Mond, Sonne, Himmel, Sterne. Er spricht zu allen. Er bittet sie alle, hierher zu kommen und zu helfen, damit es uns besser geht. An diesem Morgen hat der Medizinmann gegenüber dem Hogan einen Altar errichtet. Dieser repräsentiert die Gottheiten, das Heilige Volk. Und er fordert sie auf, hier zu erscheinen, zu diesem Hogan zu kommen, um mir und Norris zu helfen, uns zu heilen.

Dieser Medizinmann hatte sehr viel Energie, war morgens um drei auf den Beinen, hat in großen Kübeln Sand herbeigeschleppt, den Sand verteilt und gereinigt. Dann das Sandpainting begonnen. Jeden

Morgen ging das so bis Mittag. War das Sandpainting fertig, dann mussten wir uns daraufsetzen, während er Teile davon auf unseren Körper angewendet hat, um uns zu heilen. Das wurde jeden Tag intensiver, intensiver, intensiver. Mir war es vorgekommen, als würde ich gefoltert. Ich meine damit, dass ich nicht so viel schlafen konnte, wie ich wollte, denn es hieß immer: ›Bleib wach, bleib wach, bleib wach.‹

In manchen Nächten schläfst du überhaupt nicht, denn es wird immer gesungen, und zwar von neun Uhr bis zur Morgendämmerung. Und du bleibst wach und hörst den Liedern zu, denn der Medizinmann singt, singt, singt.

So wie ich ihn kenne, firmiert Fire Dance unter verschiedenen Namen. Einer davon ist Fire Dance, ein anderer Corral Dance, ein weiterer ist Mountainway oder einfach nur Dance. (...) Einmal habe ich den Medizinmann danach gefragt: ›Kannst du mir in kurzer Form zusammenfassen, worum es bei alldem geht? Mir ist schon klar, dass dabei Tage und Nächte gebetet und gesungen wird, dass viele Sandpaintings notwendig sind, Schwitzen und Medizintrinken. Aber ich möchte gerne wissen, was das alles wirklich bedeutet, worum es geht?‹

›Diese Zeremonie ist sehr heilig und geweiht‹, antwortete er. ›Sie handelt vom heiligen Weg. Darum geht es, um Heiligkeit. Wir rufen das ganze heilige Volk auf, hierher zu kommen. Deshalb ist alles sehr geweiht, wahrscheinlich die heiligste aller Zeremonien. Wir können alle Zeremonien aufbieten, alle Zeremonien der Navajos können hier eingesetzt werden.‹

Und so hat für mich und Norris der Fire Dance geendet. Ja, die abschließende Nacht war wirklich erstaunlich. Ich meine, es müssen etwa tausend Leute dagewesen sein. Ich hatte auch meine Kollegen, Helfer, Anthropologen und Nicht-Indianer, aus Phoenix eingeladen. Sie waren die ganze Nacht dabei, haben die Tänze beobachtet, die sich immer mehr steigern, bevor sie abschließen. Verschiedene Gruppen von Tänzern nahmen teil. Sie begannen mit den Clowns, die weiß angemalt waren, und mit dem Freudenfeuer. Die Clowns machen ihre Späße und andere Sachen. Danach kommt ein sogenanntes Tanzteam. Sie tanzen mit Federn, eine Art Federtanz, ein Adlerfedertanz. Sie zaubern dabei, indem sie die Federn in einen Korb legen und singen. Und plötzlich stellen sich die Federn auf und fangen an, sich im Korb zu bewegen. Das ist ein Teil des Tanzes. Während das geschieht, tanzen zwei Mädchen auch mit Federn. Und die Federn im Korb bewegen sich weiter (zeigt es, ›so‹). Wenn die Gesänge vorüber sind, legen sich die Federn wieder im Korb nieder. Solche Sachen kann man da sehen. In früheren Zeiten gab es auch das Schlucken eines Pfeils, irgendwie hat jemand einen Pfeil die Kehle hinunterbekommen. Und dann tanzte auch ein Yei mit einem Buckel, der Kokopelli heißt. Jedenfalls gab es viele verschiedene Gruppen, die abends um neun Uhr begannen und bis vier Uhr morgens tanzen. Zur gleichen Zeit läuft es auch im Hogan weiter (Reed zeichnet eine Skizze mit Hogan und Rundlaube):

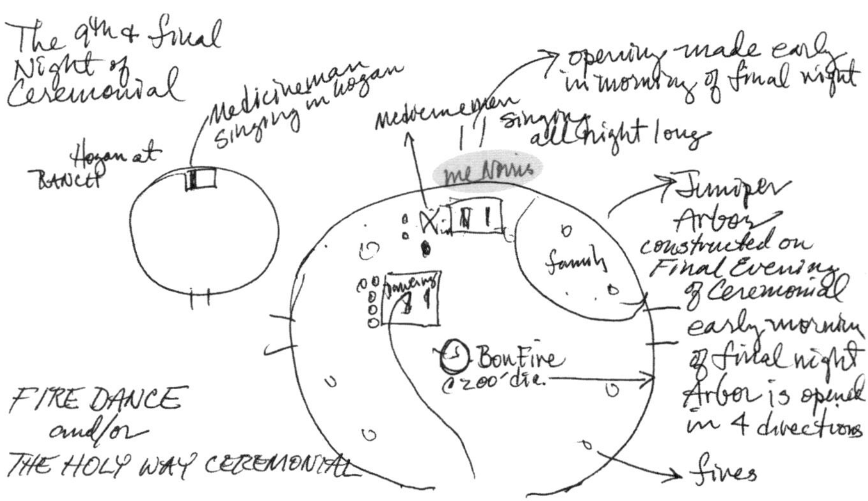

Hier sind überall die Campfeuer. Und wir Patienten saßen hier, ich da und Norris da. Hier die Medizinmänner. An dieser Stelle meine und Norris' Familien. Etwa 50 Leute sind hier überall verteilt. Der Medizinmann hat Helfer im Hogan, hier die einen, hier die anderen. Die Sänger im Hogan sitzen im Kreis, haben einen Korb, auf den sie schlagen, singen und psalmodieren. Es wird an zwei Orten gesungen, die ganze Nacht, nonstop. Die Tänzer am Freudenfeuer in der Tanzarena. Wenn eine Tanzgruppe fertig ist, kommt sie mit einem Tontopf, der eine Medizinmischung enthält. Die musst du aus einer Tasse trinken. Und dann bekam Norris eine Tasse. Dann beten sie und gehen hinaus. Dann kommt die nächste Gruppe, die das Gleiche tut, die ganze Nacht hindurch. In dieser letzten Nacht hatte ich das Gefühl der Erleichterung, als ob eine eigenartige Energie aus meinem Körper flieht. Mein Körper fühlte sich leicht an, wie gewichtslos, ohne Schwere. Denn jedes Mal, wenn die Tänzer herankamen, musst du herumlaufen. Das ist ein Teil der Therapie, sich bewegen und dabei im Gesicht bemalt zu werden: schwarz, gelb, blau, weiß. Man hatte mich informiert, dass ich niemand berühren, mit niemand sprechen dürfe, ehrfürchtig, bescheiden und aufmerksam sein müsse. Und dann die Szenerie, die Freudenfeuer, die Leute, mindestens tausend Leute, wahrscheinlich sogar mehr, alles gedrängt voll. Alles festlich mit viel Essen, alles Mögliche, Rindfleisch, Schaffleisch, Eintöpfe, alle Arten von Essen.

Dann war da eine Frau, direkt bei den Campfeuern, die hat die ganze Nacht in einem Topf zeremoniell gekocht, eine Mischung aus verschiedenen Medizinen und anderen Zutaten. Und dann früh am Morgen um vier trat die letzte Tanzgruppe auf. Norris und ich haben diesen Arzneitrank bekommen, aber es war nur wenig, vielleicht die Hälfte. Den Rest bekamen andere Leute, die danach verlangten. Sie standen in einer langen Reihe an und haben probiert. Vielleicht 50 oder 60 Leute haben auch von dieser Medizin getrunken. Das ist eben Medizin, die dir helfen kann, dass es dir besser geht. Und als alles vorüber war, war es wie eine große Erleichterung, alle deine Probleme, alles, was dich bedrückt hat, deine Schmerzen und deine Leiden waren verschwunden. Das Gefühl zu beschreiben, ist wirklich schwierig. Neun Tage und neun Nächte warst du damit beschäftigt, ohne viel Ruhe, in der letzten Nacht überhaupt kein Schlaf. Und doch, am Ende bist du nicht müde. Du hast das Gefühl, an diesem konkreten Punkt, dass du keinerlei Sorgen und Probleme mehr hast, alles vorbei.«[46]

Magie heiliger Lieder und Gesänge

Dieses Feld magischer Ereignisse und Handlungen zeigt deutliche Überschneidungen mit unserem Kapitel »Magie aus ritueller Gemeinschaft«. Allerdings interessiert uns an dieser Stelle vor allem die vokale Musik, ritualisiertes und alltägliches Singen, das heißt Inhalte, Form sowie Art und Weise, wie sie bei bestimmten Völkern gelebt und praktiziert wird.

Das Joiken der Samen in Nordskandinavien ist ein Beispiel für traditionelle Vokalität, die ganz der individuellen Praxis überlassen ist. Der Schweizer Schriftsteller H. U. Schwaar, der Jahre mit den Samen gelebt hat, äußert sich dazu: »Der Joik hat etwas Magisches. Der Sänger identifiziert sich mit einem Berg, See, Baum, Tier oder einem bestimmten Menschen und beginnt zu joiken. Nicht über, sondern als sie selbst. Ich kenne diese Musik durch meinen Freund Nils-Aslak.

Mikkos Joik gefällt mir. Er joikt Naturstimmen, eine alte Frau, den Jungen, der zu einem Mädchen geht. Gedichte ohne Worte, nur Töne, manchmal voller Kraft, aber nie grob, nie gewaltsam. In vielen Joiks spielt der Schalk mit, und manchmal hilft Iisakki-Matias. Dann tönt es wie eine polyphone Phantasie.«[47]

Die Pygmäen des Uturi-Waldes verkörpern im Sinne des Wortes eine umfassende soziale Vokalität.

Jede einzelne der Heilzeremonien der Navajos besteht aus einem komplexen Geflecht ritueller Handlungen, Lieder, Gebete und Sandgemälde, die sich um einen grundlegenden Mythos gruppieren. Die jeweils sehr umfangreichen gesungenen Texte liegen, mündlich überliefert, heutzutage als Dokumente vor (siehe weiter unten Blessingway, Version: ergänzend unser eigener Augenzeugenbericht).

Im Gespräch Knud Rasmussens mit dem Eskimo Aua wird eine gesungene Zauberformel als Medium für magisches Heilen identifiziert.

In der Selbstbiografie eines Aborigine spricht der Erzähler von der Fähigkeit der clever-man (Magier), Dinge und Menschen zu besingen, durch Zaubergesänge zu heilen oder auch zu töten.

PYGMÄEN (AFRIKA)

Die Pygmäen des Uturi-Waldes im nordöstlichen Kongo sind eines der Völker, deren Kultur und Tradition sich allein auf das Leben in und mit dem Wald zentriert. Dass sie in dieser Lebenswelt eine höchst außergewöhnliche vokale und auch instrumentierte Kultur entwickelt haben, ist erst in der zweiten Hälfte des 20. Jahrhunderts wirklich wahrgenommen und erforscht worden. Colin M. Turnbull und Louis Sarno haben jeweils Jahre mit zwei verschiedenen Pygmäen-Gruppen, mit den Mbuti bzw. den Bayaka, zusammengelebt und deren Lebensweise dokumentiert, der eine als Ethnologe, der andere als Musikwissenschaftler. Ihre Erkenntnisse belegen einprägsam, wie die Vokalität der Pygmäen ihr kulturelles Dasein bestimmen.

»Nachmittags, wenn Ampolo so gut wie leer war, fingen Gruppen von kleinen Kindern, von denen einige so jung waren, dass sie gerade erst sprechen gelernt hatten, zu summen an; ihre Stimmen verbanden sich zu einem harmonischen Klang, der sachte vom ganzen Lager Besitz ergriff. Kinder, die weiter weg waren, hörten die Melodie und summten sie mit, sodass schließlich ringsum die Luft von einem feinen Geräusch, einer Art sanftem Geraune, erfüllt war. Die Zeit schien dann stillzustehen.

Sosehr ich die Musik der Männer, das Harfenspiel und die gesungenen Fabeln mochte und die musikalische Erfindungsgabe der Kinder bewunderte, bestand doch kein Zweifel daran, dass es die Frauen waren, die für die Musik zuständig waren, derentwegen ich hergekommen war. Sie flößte mir eine Art Ehrfurcht ein. Sie waren so sehr miteinander in Einklang, so vertraut miteinander, dass sie gleichsam zu einem mächtigen Kollektivwesen verschmolzen.«[48]

Colin Turnbulls Interesse beschränkte sich nicht auf das Erleben der Vokalität, er wollte auch wissen, was die Mbuti selbst über deren Bedeutung zu sagen hatten. Und diese merkten das auch. Eines Tages rief ihn der alte Moke zu sich.

»›Ebamunyama‹, sagte er, mich mit dem Namen nennend, den die Pygmäen mir gegeben hatten, ›Pika'i-to‹ (komm her). Er sprach, als ob er mit dem Bogen redete, an dem er arbeitete, und als ich zu ihm ging, sah er wieder nicht auf, forderte mich aber auf, ich solle mich setzen. Mit seiner sanften alten Stimme sagte er, man habe ihm erzählt, dass ich nach der Bedeutung des Molimo gefragt habe, und das sei gut; er werde mir erzählen, was er wisse. Er erzählte, dass die Pygmäen das Molimo anrufen, wenn etwas zu missglücken droht. Vielleicht ist die Jagd nicht erfolgreich, oder jemand ist krank oder gar gestorben. Dann bringt das Molimo alles wieder in Ordnung.

Der gute, stille alte Moke, der keine Frau hatte und ganz allein war, arbeitete noch immer an seinem Bogen, von Zeit zu Zeit prüfte er, ob die Linie auch eingehalten sei, und erzählte mir dabei viele aufschlussreiche Dinge an jenem Abend. Am wichtigsten war, dass er mir deutlich machte, in welcher Weise die Pygmäen an den Wald glauben.

›Der Wald ist Vater und Mutter für uns‹, sagte er; ›er gibt uns alles, was wir brauchen – Nahrung, Kleidung, Schutz, Wärme und Zuneigung. Gewöhnlich geht alles gut, weil der Wald gut zu seinen Kindern ist; wenn aber etwas missglückt, muss das einen Grund haben.‹

Ich war gespannt auf das, was er nun sagen würde; ich wusste, dass die schwarzen Völker außerhalb des Waldes in schweren Zeiten glauben, sie seien verflucht, entweder von einem bösen Geist oder von einem Zauberer oder von einer Hexe. Aber die Pygmäen glauben nicht an dergleichen. Ihr Verstand ist einfacher und ihr Glaube stärker, weil ihre Welt freundlicher ist.

Das bewies mir Moke, indem er sagte: ›Meistens geht alles gut bei uns. Aber nachts, wenn wir schlafen, gehen manchmal die Dinge schlecht aus, weil wir nicht wachen und alles zum Guten wenden können. Ein Heer von Ameisen dringt ins Lager ein; Leoparden können kommen und einen Jagdhund rauben oder sogar ein Kind. Wären wir wach, so wäre das alles nicht geschehen. Ebenso muss es bei einem großen Unglück, wie bei einer Krankheit oder Todesfall oder bei schlechter Jagd sein, dann hat der Wald geschlafen und konnte nicht für seine Kinder sorgen. Und dann wecken wir ihn, indem wir zu ihm singen; wir singen, damit er glücklich erwachen soll. Dadurch wird alles wieder gut und richtig werden.‹

Ungefähr in dieser Art hatte ich alles schon vorher gehört, nur war mir nicht so deutlich geworden, dass das Molimo damit zu tun hatte. Es war, als stelle der nächtliche Chorgesang eine Verbindung zwischen einem Volk und seinem Gott her. Sogar darüber sprach Moke, dabei hörte er jedoch auf, an seinem Bogen zu schnitzen, und wandte mir sein verwittertes altes Gesicht zu und sah mich mit seinen tiefen, braunen, lächelnden Augen an. Er sagte, andere Pygmäen hätten einen anderen Namen für ihren Gott, aber sie wüssten doch alle, dass es derselbe Gott sei. Wie er aber beschaffen sei, wüssten sie natürlich nicht, und darum sei der Name auch nicht so wichtig. ›Wie können wir das wissen?‹, sagte er. ›Wir können ihn nicht sehen, vielleicht wissen wir es, wenn wir sterben, und dann können wir es den anderen nicht erzählen. Aber gut muss er sein, weil er uns so viel schenkt. Er muss vom Wald sein. Also singen wir zu Ehren des Waldes, wenn wir singen.‹

Der Glaube der Pygmäen an die Güte ihrer Waldwelt kommt vielleicht am besten in einem ihrer großen Molimo-Lieder zum Ausdruck, das nur vollständig gesungen wird, wenn jemand gestorben ist. In keinem dieser Lieder kommt eine Bitte vor, sei es um Jagdglück oder um Heilung einer Krankheit: das ist nicht nötig. Nötig ist nur, den Wald wieder aufzuwecken; ist er wach, so wird alles wieder in Ordnung kommen. Aber wenn nun etwas nicht gut wird, wenn jemand wirklich stirbt – was dann? Dann setzen sich die Männer um das Feuer und singen Lieder der Ergebung, der Lobpreisung, um den Wald zu wecken, zu erfreuen, wieder froh zu machen. In jenem großen Lied singen sie von dem Unheil, das ihnen widerfahren ist: ›Dunkelheit ist rings um uns; aber wenn Dunkelheit herrscht, und wenn sie aus dem Wald kommt, dann muss sie auch gut sein.‹«[49]

NAVAJO (NORDAMERIKA)

Die Navajos nennen ihre Heiler »hataalii«, was Sänger bedeutet, Nicht-Navajos sagen meist Medizinmann, jedoch wäre Medizin-Sänger angemessener. In englischer Version werden Navajo-Heilzeremonien häufig als »Sing« bezeichnet, fachmännisch auch als »Chant«. Blessingway, sagen Medizin-Sänger, sei das Rückgrat des Chantsystems der Navajos, weil er in viele andere Zeremonien hineinreiche.

Medizin-Sänger Irvin Tso nennt Blessingway den zentralen Blutstrom. Durch Blessingway würden alle anderen Zeremonien aus- und aufgefüllt. Doch dient der Segensweg nicht in erster Linie Heilzwecken, sondern hat eine prophylaktische Funktion, soll Schutz und Sicherung für Gesundheit, allgemeines Wohlbefinden und Besitz gewähren.

Frank Mitchell, ein renommierter Blessingway-Sänger, äußert sich über die Funktion des Segensweges: »Bei den Navajos ist es üblich, selbst dann, wenn in einer Familie alles in Ordnung ist und nichts falsch läuft, dass sie unter sich sagt, ›lass uns eine Blessingway-Zeremonie für uns durchführen, um uns zu stärken und uns zu erneuern.‹«[50]

Irvin Tso, Jahrgang 1968, berichtet über seinen ersten Blessingway und eröffnet uns hier einen seltenen Einblick in seinen Werdegang und seine Praxis als Medizin-Sänger:

»Black Mesa heißt der Ort, an dem ich meine erste Blessingway-Zeremonie gesungen habe. Eine junge Frau sollte auf die Schule vorbereitet werden. Ihre Familie wollte sie für die neue Aufgabe in guter Verfassung wissen, deshalb der Segensweg. Die Schaffung meines Medizinbündels (Jish) für Blessingway war gerade abgeschlossen, aber ich hatte noch nicht damit gearbeitet.

Ein Blessingway-Jish [Medizinbündel] braucht als Kernbestandteil Erdproben von den vier heiligen Navajo-Bergen. Aber das ist noch nicht alles. Ich will damit nur sagen, die Schaffung eines solchen Jish ist kompliziert, langwierig und muss von berufener Hand geschehen. Jedenfalls, mein Bündel ruhte noch, nachdem es fertig war. Dann kamen Frauen dieser Familie zu mir und fragten, ob ich eine Blessingway-Zeremonie durchführen wolle.

›Nun, es wird dann meine erste Segensweg-Zeremonie sein, weil mein Jish gerade erst geschaffen worden ist‹, antwortete ich.

›Wir möchten für unser Kind eine Blessingway-Zeremonie durchführen lassen, und ein neu geschaffenes Bündel halten wir für besonders wirkungsvoll‹, sagten sie. Daraufhin habe ich gerne zugestimmt, sodass wir einen Termin festgelegt haben.

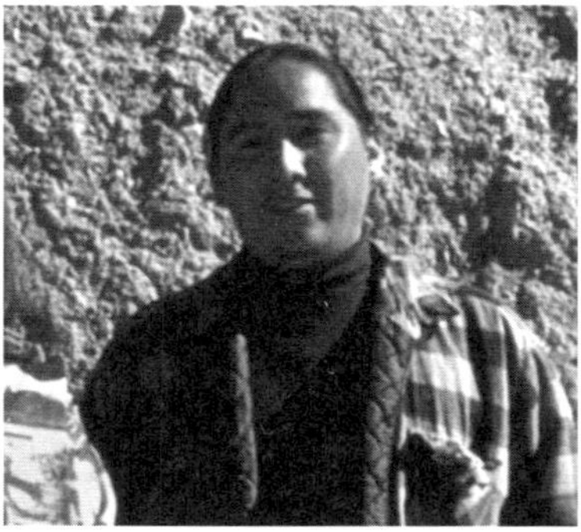

Medizin-Sänger Irvin Tso

Blessingway braucht in der Regel zwei Nächte, ganz selten nur eine Nacht. Es gibt eben verschiedene Versionen und Methoden, meistens zwei Nächte lang, manchmal nur eine. Manche Kollegen kommen am Morgen, reinigen den Patienten und sagen dann, es sei eine Blessingway-Zeremonie. Und dann gibt es jene, die brauchen zwei Nächte dafür. In der ersten Nacht werden Gebete psalmodiert. Diese Phase heißt ›der Patient raucht‹. Man muss wissen, die Medizinmänner gehen unterschiedlich mit diesen Dingen um.

Und dann kam der Termin meiner ersten Blessingway-Zeremonie. Auch für mich war es eine große Herausforderung, nach langjährigen Lernprozessen erstmals diese Zeremonie selbstständig zu singen. Ein Großteil meiner Familie war mitgekommen, um mich dabei zu erleben. Mein Bruder Reed, für den Blessingway eine besonders wichtige Zeremonie ist, war ebenfalls anwesend und hat mit mir die All-Night Chants gesungen. Auf diese Weise hat er mich sehr unterstützt, war mir ein wichtiger Helfer. Die heiligen Lieder müssen die ganze Nacht hindurch gesungen werden, bis der Morgen anbricht, das Symbol der Erneuerung und eines neuen Anfangs.

Ich kann sagen, meine erste Blessingway-Zeremonie ist wirklich geglückt. Die junge Frau erfuhr Schutz, Stärkung, Harmonie, mit der Aussicht auf langes Leben und Glück – eine traditionelle Vorbereitung, wie die Familie sie erbeten hatte. Ich selbst hatte auch große Freude daran, Freude, all die dazu gehörenden Lieder zu singen: die Erde-Lieder, die

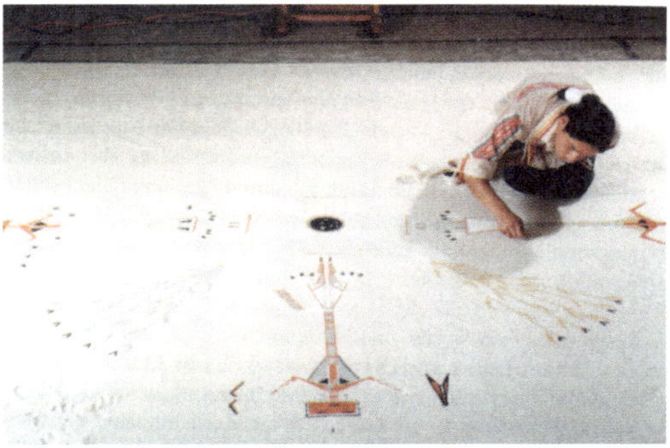

Irvin Tso demonstriert an der Uni ein Sandbild für die Nightway-Zeremonie.

Hogan-Lieder, die Lieder von der Erschaffung der Sonne, von Mutter Erde, von Talking God. Sie wirken wie eine Belebung und Erfüllung für alle Beteiligten. Damit kann man Leuten, die die Lieder kennen, die Möglichkeit geben, zu kommen und mitzusingen wie in jener Nacht, als ich meinen ersten Blessingway leitete. Unterstützt wurde ich auch von anderen Medizinmann-Kollegen. So bildeten wir einen Chor, um die ganze Nacht durch zu singen. Im Gegenzug gab ich ihnen die Möglichkeit, gegen Morgen einige ihrer eigenen Lieder zu singen, bevor die Early Morning Songs (dawn songs) angestimmt werden müssen. Für mich war das eine höchst bedeutsame Erfahrung.«

Wenn ein erster Lichtstreifen in der morgendlichen Dämmerung erscheint, Vögel ihre Stimmen erheben, dann führen die »dawn songs« zum Höhepunkt der Segensweg-Zeremonie. Hier ein Ausschnitt aus dem zweiten »dawn song«:

»Während der Dämmerung ruft es, während der Dämmerung ruft es,
so ist gesagt, ich bin der Knabe ›Dämmerung‹, als es ruft,
während der ersten Strahlen der Dämmerung am Horizont ruft es,
entlang der Oberfläche der Dämmerung ruft es,
entlang der Oberfläche des Weißen Maises ruft es,
entlang der Oberfläche verschiedener Stoffe ruft es,
entlang der Oberfläche gesammelten Wassers ruft es,
entlang der Oberfläche des Blütenstaubes ruft es.

Sprechender Gott ruft, trägt seine Dämmerungs-Mokassins
beim Rufen,
in seinen Dämmerungs-Leggings ruft er,
in seiner Dämmerungs-Kleidung ruft er,
seine Gedanken sind Dämmerung, während er ruft,
seine Stimme ist Dämmerung, während er ruft,
ein wunderbarer Blütenstaub-Kristall aus vielen Stoffen trägt
er in seinem Mund, während er ruft.
Eine perfekte Muschelscheibe trägt er auf der Stirnlocke,
während er ruft.
Zwölf weiße Adlerschwanzfedern sind sein Kopfschmuck,
während er ruft.
Von ihren äußersten Enden ruft es, ein kleiner Blauvogel ruft.
Sein Ruf ist beständig, seine Stimme wunderschön, während er ruft.
Üblicherweise trägt er den großen Maisstängel mit zwölf Knospen
bei sich, wenn er ruft.
Vor ihm vergeht die Nacht, während er ruft.
Hinter ihm vergeht die Nacht, während er ruft.
Vor ihm ist alles gesegnet, während er ruft.
Hinter ihm ist alles gesegnet, während er ruft.
Jetzt ist es euer Knabe ›Langes Leben, Glück‹, während er ruft.
Während der Dämmerung ruft er, während der Dämmerung ruft er,
ni yo o.«[51]

»In gewisser Weise ist Blessingway das Rückgrat der Navajo-Zeremonien. Genauer ist wahrscheinlich, Blessingway als zentralen Blutstrom aller Zeremonien anzusehen. Er ist die Hauptsache, das, wonach wir streben, wenn wir leben wollen, womit wir unser Leben erfüllen können, in traditioneller Weise, im Sinne der Navajo-Traditionen. Er ist unsere zentrale Überlebensmöglichkeit, unser zentraler Lebensstrom. So wie eine Person unabdingbar Wasser zum Leben braucht, so gewiss ist es. Für mich ist Blessingway im zeremoniellen Sinne auch unser Wasser, Wasser des spirituellen Lebens. So sehe ich es. Durch Blessingway werden alle anderen Zeremonien aus- und aufgefüllt.

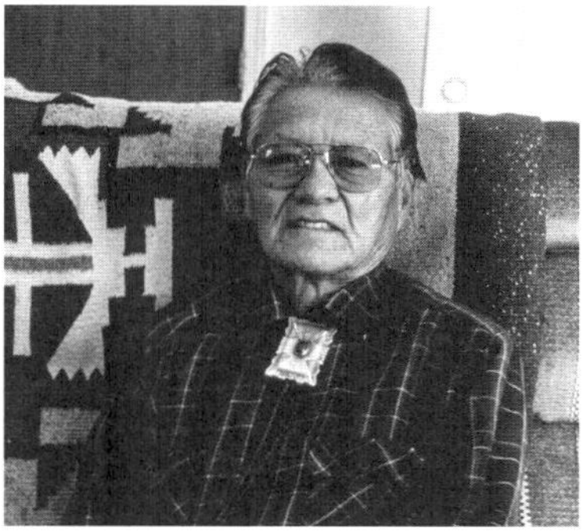

Norris Nez, berühmter Medizin-Sänger, praktiziert die 10-Tage-Version des Nightway.

Blessingway ist eine Sache, die ich immer noch studiere, obwohl ich das Medizinbündel bereits besitze und für die Durchführung der Zeremonie initiiert bin.

Meine Version ist eine Zwei-Nächte-Zeremonie. Ihre Lieder, Gebete, Geschichten greifen in andere Zeremonien hinüber. Sie expandieren in den Nightway und den Fire Dance. Bei Nightway (Yeibichei) in der fünften Nacht gibt es eine Phase, in der Blessingway gesungen wird, und zwar, wenn es um die Fütterung der Maske geht, nachdem die Gebetsstäbe dargebracht sind. Er ist wirklich weit gespannt, ein umfangreicher Teil unserer Kultur. Obwohl ich schon so viel über Blessingway gelernt habe, muss ich immer noch viel lernen.

Gerade bin ich dabei, eine weitere Variante zu lernen, die notwendig ist, wenn ein Mädchen eine Frau wird, Kinaaldá, die Pubertätszeremonie. Bei dieser Zeremonie ist ein Großteil von Blessingway einbezogen. Solche Dinge gehören zu Blessingway.«[52]

»Morgens um halb acht bei Reed Tso. Mit ihm fahren wir auf Highway 169 nach Westen, biegen dann auf 89 Richtung Süden ab. Nach etwa 15 Meilen verlassen wir, dirigiert von Reed, die 89, denn ganz in der Nähe liegt ein Navajo-Gehöft. Wir sehen einen Hogan, dessen östliche Tür durch einen Vorhang verschlossen ist, der sich leicht im Wind bewegt. Das ist ein mir bekanntes Zeichen für eine gerade laufende Zeremonie. Neben dem Hogan parkt der Truck von Norris Nez. Wir halten an seiner Seite. Etwas südlich steht ein größerer aufgebockter Trailer. Westlich des Hogans befinden sich noch andere Gebäude.

Reed geht vor, meldet uns an. Wir warten, treten dann ein, gehen links um den in der Mitte platzierten Ofen. Reed stellt uns vor. An der westlichen Wand sitzt Norris Nez auf einer Lage von Matratzen. Heute trägt er ein weißes Stirnband, das hinten am Kopf gebunden ist, außerdem ein blau kariertes Hemd. Dazu einen silbernen Bolo mit lila Stein. Neben ihm an der Wand ein geöffneter kleiner Koffer mit Metallverstärkung an den Kanten. Darin verschiedene in Wildleder gewickelte Medizinbündel (jish). Vor dem Koffer ist ein Bündel geöffnet, das Blessingway-Jish. Dazu gehören Gebetsfederstäbe, ebenfalls in Wildleder geschnürt, und weitere Gegenstände in Wildlederumhüllung.

Im Hogan an der Südseite vier Männer und Norris Nez' Frau Lena, an der Nordseite sieben Frauen mit zwei kleinen Mädchen. Die Hauptperson, über die Blessingway gesungen wird, ist eine junge Frau von etwa siebzehn, achtzehn Jahren. Sie sitzt neben dem Jish-Koffer auf einer dicken Matte. Ihre traditionelle Navajo-Kleidung besteht aus einem dunkeltürkisfarbenen Rock, einer schwarzen Samtbluse, aber auch aus Joggingschuhen. Ihr Haar ist am Hinterkopf von einem weißen Baumwollband gehalten. An Schmuck trägt sie drei verschiedene Halsketten, Ohrringe, Ringe und Armreifen aus Türkis, schließlich einen breiten Gürtel mit großen silbernen Conchos.

Vor Norris Nez sind verschiedene Gefäße mit Essen aufgebaut: Schaffleisch und Frybread. Wir werden aufgefordert mitzuessen. Das kommt uns gerade recht, nachdem wir kein Frühstück hatten. Frybread-Pfannkuchen lässt sich gut mit einem Stück Fleisch füllen. Kaffee oder Cola trinkt man dazu.

Nachdem die Essensreste weggetragen sind, bringen einige Männer verschiedene Utensilien herein. Wichtig ein Eimer mit reinem Sand, dazu ein Webholz zum Glätten. Einer der Helfer kippt einen Teil des Sandes vor der Kandidatin aus, streicht ihn glatt, dass eine Fläche von 60/70 cm Durchmesser entsteht. Eine Helferin stellt eine geflochtene Korbschale an die Ostseite, dazu ein geschnürtes Bündel aus Yucca-Stängeln. In der Korbschale rührt sie mit warmem Wasser seifige Lauge. Einem Beutel entnimmt sie gelbes Maismehl, streut auf die westliche Seite der Sandfläche zwei handgroße Spuren ähnlich einer großen Acht. Die junge Frau stellt sich mit den Füßen auf die gelben Spuren. Norris Nez fängt an zu singen. Die Helferin, eine Frau von Mitte vierzig, wäscht die junge Frau, die inzwischen Schuhe, Strümpfe abgelegt hat. Dann zieht die Kandidatin ihre Oberkleider aus. Der Medizinmann singt während dieser Zeit. Nach dem Oberkörper wird der Unterleib gewaschen, wobei mehrere Frauen Tücher und Decken um die Klientin halten. Die Männer sitzen mit gesenkten Köpfen, singen ehrfurchtsvoll. Nach der Reinigungsprozedur kniet die junge Frau auf der Sandfläche, damit ihr Haar gewaschen werden kann. Jetzt trägt sie einen frischen hellbraunen Rock, sitzt mit aufgelöstem Haar auf der Sandfläche. Mit Maismehl reibt ihr die Helferin Füße, Beine, Oberkörper und Gesicht trocken, worauf sie frische Oberkleider anlegen kann. Die Helferin bindet ihr den traditionellen doppelten Navajo-Zopf und legt ihr den Schmuck wieder um.

Norris Nez unterbricht für kurze Zeit seinen Gesang, nimmt aus dem offenen Medizinbündel Gebetsstäbe. Helfer mit einem blauen Tuch kratzen den benutzten **SAND** zusammen, packen ihn ein; tragen ihn aus dem Hogan. Draußen muss er zeremoniell an einem abgelegenen Ort verstreut werden.

Norris Nez setzt sich nun näher an seine Klientin, gibt ihr zwei Gebetsstäbe, einen Medizinbeutel aus Wildleder. Sie hält alles in betender Haltung vor sich hin. Der Sänger, mit ähnlichen heiligen Gegenständen in der Hand, beginnt zu singen. Einige der Hogan-Zuschauer singen mit. Zwischenzeitlich sind neue hinzugekommen, auch eine Frau im Rollstuhl sowie ein junges Paar mit Baby. Der Gesang von Norris Nez geht scheinbar endlos lange und umfasst immer wiederkehrende Passagen. Schließlich bricht der Gesang ab. Ein Beutel mit Maisblütenstaub geht im Uhrzeigersinn von einem Anwesenden zum anderen. Man entnimmt eine Prise, streut auf die Lippen, auf den Kopf und auf die Erde. So auch wir. Die junge Frau darf sich erheben, legt eine bunte Pendelton-Decke um und geht für eine Weile aus dem Hogan.

Ein großer älterer Navajo, der Vater der jungen Frau, kommt zu uns und sagt, wir dürften nicht weggehen, bevor wir nicht erneut gegessen hätten.

SANDBILDER die immer für zeremonielle Zwecke hergestellt sind, müssen jeweils vor Sonnenuntergang rituell aufgelöst sein.

In der Zwischenzeit werden wir über Deutschland ausgefragt: wie, was, warum. Die Leute sind an unserer Welt interessiert. Als ich von deutschen Indianerklubs berichte, ernte ich ungläubiges Gelächter. Dann kommt Essen: Frybread, gebratene Truthahnstücke, Gemüse, Kartoffelsalat, Kaffee, Cola. Beim Abschied gehen wir reihum und geben allen die Hand, fangen bei Norris Nez an.

Wir wissen, die Zeremonie ist damit nicht beendet. Sie wird abends weitergeführt, getragen von Blessingway-Liedern. Noris Nez wird sie mit den Anwesenden singen. Mit dem Morgengrauen endet die Zeremonie. Die aufgehende Sonne initiiert den Neuanfang für die Patientin, für alle Anwesenden.[53]

ESKIMO (GRÖNLAND)

Der norwegische Reisende Knud Rasmussen hat Jahre in der Arktis unter Eskimos gelebt und ihre Kultur erforscht. Dabei gelangen ihm tiefe Einblicke in ihr Weltbild und Selbstverständnis. Sein Kontakt mit Schamanen wie Aua und Igjugarjuk, hier Geisterbeschwörer genannt, sind der Schlüssel dafür. Der Letztere hat ihm diese Erkenntnis vermittelt: »Alle wahre Weisheit findet man nur fern von den Menschen draußen in der großen Einsamkeit, und sie kann nur erschaut werden durch Leiden. Entbehrungen und Leiden sind das Einzige, was den Sinn des Menschen für das öffnen kann, was den anderen verborgen bleibt.«

»Rasmussen: ›Verstehen alle Geisterbeschwörer die Kunst, zur Herrscherin der Seetiere niederzufahren und den Menschen Wohlstand zu bringen?‹

Aua: ›Nein, nur ganz wenige und nur die allergrößten. Am unfehlbarsten von allen, die ich gekannt habe, war Uvavnuk, eine Frau. Als sie eines dunklen Winterabends hinausgegangen war, um ihr Wasser zu lassen, zeigte sich plötzlich eine leuchtende Feuerkugel am Himmel, welche zur Erde niedergefahren kam, und zwar gerade auf die Stelle zu, wo sie hockte. Sie wollte flüchten, aber während sie davonlief, wurde sie von der Feuerkugel getroffen. Sogleich fühlte sie, dass ihr ganzes Innere leuchtend wurde. Sie verlor das Bewusstsein und war von diesem Augenblick ein großer Geistesbeschwörer. Der Geist der Feuerkugel hatte in ihr Wohnung genommen, und man erzählte, dass dieser Geist in zwei Teilen geschaffen war; die eine Seite war wie ein Bär und die andere wie ein Mensch gebildet, der Kopf war der eines Menschen, aber die Fangzähne waren die eines Bären.

Uvavnuk kam halb bewusstlos ins Haus gelaufen und sang ein Lied, welches seitdem ihre Zauberformel geworden ist, wenn sie die verborgenen Dinge untersuchen sollte, um den Menschen zu helfen.

Und als sie sang, war sie sinnlos vor Freude, und alle im Hause kamen außer sich und reinigten ihren Sinn von aller Bürde und lösten ihren Körper von aller Sünde. Sie hoben die Arme und warfen alles fort, was Arg und Bosheit hieß – sie bliesen es fort wie ein Stäubchen von der Handfläche. Und dies war ihr Sang:

Die große Meeresflut setzt mich in Bewegung,
setzt mich in Trift,
Ich treibe wie die Alge mit dem Fluss treibt.
Das Himmelsgewölbe bewegt mich und die
gewaltige Luft
bewegt meinen Sinn
und wirft in den Staub mich:
ich bebe vor Freude.‹«[54]

ABORIGINES (AUSTRALIEN)

Der australische Ethnologe Bruce Shaw begann in den 1970er-Jahren die Lebensgeschichte des Aborigine Grant Ngabidj vom Stamme der Gadjerong südwestlich von Darwin aufzunehmen. Damit erhielt jemand eine Stimme aus einer ethnischen Gruppe, die stark unter dem Assimilationsdruck der angloaustralischen Gesellschaft stand. Auf diese Weise gelang es, Wissen der eingeborenen oralen Tradition zu bewahren. Im Mittelpunkt steht die magische Fähigkeit traditioneller Heiler, jemanden zu besingen.

Grant Ngabidj berichtet: »In früheren Zeiten, bevor ich geboren wurde, hatten die Aborigines keine Vorstellung von Gott so wie die Weißen. Verschiedene Geister kamen aus dieser Erde. Wahrscheinlich hat sie unser Schöpfer geschickt. Diese Geister existieren in den Steinen, einige weiß, einige blau, einige grün und in hübschen Farben, alle verschieden. Die Bösen sind sehr scharfkantige Geister und haben nur zwei Farben, ockerrot und etwas weiß und rauchig wie ockerweiß *(magera)*, aber doch anders. Die anderen Farben stehen für gute Geister oder für einige leichtere Krankheiten, bei denen man eine Erkältung hat und schnelle Besserung. Manchmal werden diese verschiedenen Geister, die jemanden krank machen, gesungen. Ein andermal ist es einfach ein Geist aus der Erde, aus Rot-Ocker.

Man nennt es *yarindi*, wenn jemand einen anderen besingt. Es ist egal, wo der sich befindet. Ich könnte ein Bild von dir zeichnen, einen Stein auf deinen Kopf legen, auf deine Füße und einen in die Mitte und dann alles abdecken. Du könntest lossingen ›ich kenne dich nicht, aaaau‹ und jener Aborigine, ich, ich würde zu mir selbst sagen, ›ah, jetzt habe ich ihn‹. Egal, wo du auch sein würdest, in Agryle oder Newry, dieses Feuer würde dich treffen; es ist sehr gefährlich. Wir decken ein Modell aus Gras ab, verbrennen es in einem Ofen als wäre es ein Ochse. Der Geist, der jemanden bestraft für etwas, was er getan hat, wie etwa grausam zu einem Tier zu sein, ist sehr klein und rund wie eine Murmel. Er stammt auch aus dem Rotocker. (...)

Geister, die Krankheiten verursachen, nennen wir *dumerin*. Wir könnten einen Neuling wie dich hinunter zur Wegkreuzung schicken, und weil du nicht weißt, dass ein solcher Geist dort ist. (...) Wir wissen aber, dass der Geist dort ist, weil es uns einer jener CLEVER MEN gesagt hat, einer wie eure Ärzte. Der traditionelle Old Boxer war ein solcher, ebenso wie Old Daylight, der Mann aus Rosewood. Sie können Geister hersingen, sowohl tagsüber oder nachts. Old Daylight zum Beispiel besaß etwas, was in seiner Bettrolle *(swag)* in der Hütte eingerollt war. Wenn Leute drin bei ihm waren, wussten sie nicht, dass da ein Teufel drin ist, weil sie nichts sehen konnten. Es konnte sein, du hörst Laute wie von einem Hund, mmmmmm rrrrrr, und schaust dich um. ›Ach da ist ein Hund‹, aber du findest ihn nicht. Man hört ihn aus und in jener Bettrolle.

Kein anderer Heiler hat einen Hund als Helfer. Ich begreife nicht, wie er das macht. Er hat erzählt, wie der ihn gefunden hat, als er nämlich jene **DJUNBAR** (heilige *corroboree/mythe*) gesungen hat. Es sei ein besonderer Hund, der aus Queensland kam, um ihm zu helfen; durch einen Traum zu ihm gekommen.«

Der Ethnologe Andreas Lommel diskutiert die Zukunft traditioneller Völker am Beispiel der Aborigines. Dazu gehört auch, dass er sich von einem Gewährsmann namens Joe über Zauberei aufklären ließ.

»Wir hörten von den vielen Möglichkeiten, die zauberkundigen Menschen zur Verfügung stehen, ihre Widersacher zu töten. In Pidgin-Englisch werden alle diese Methoden mit ›Singen‹ bezeichnet. Im Wesentlichen handelt es sich darum, eine kleine menschliche Figur auf ein Stück Rinde oder im Sande zu zeichnen und dann den Seelennamen des betreffenden Menschen in Verbindung mit einem Zaubergesang zu rufen. Der Seelenname ist der Name des Seelenteils, den der Vater eines Menschen in einem Traumvorgang findet. Der Name ist zugleich die Seele, und wenn man den Namen ruft, so kommt die Seele, tritt in das Bild und kann dann in dem Bild magisch getötet oder tödlich verwundet werden. Die verwundete Seele kehrt zurück in den Körper, der in logischer Konsequenz ebenso verwundet wird oder stirbt wie die Seele.

Wir selber hatten schon in der Einsamkeit große Baobab-Bäume gesehen, an denen rohe menschliche Figuren eingekratzt waren, die deutliche Spuren von Verwundungen trugen, die man mit spitzen Gegenständen durchbohrt hatte und die Zeugnisse geheimer (Strafen) sind, die auf magische Weise befriedigt wurden.«[55]

CLEVER MEN black feller doctors = Synonyme für Heiler, Zauberer.

DJUNBAR corroboree/Mythen = gesungene und getanzte traditionelle Zeremonien, gespeist aus traumzeitlichen Mythen.

Magie aus Träumen

Träume als Zugang zur magischen Welt als häufig ungewolltes Eingangstor sind weit verbreitet. Die hier zitierten Quellen zeigen unterschiedliche Traumerlebnisse sowie durch Träume gesteuerte Initiation in das Universum magischer Fähigkeiten. Die Anthropologin Joan Halifax spricht vom »Haus der Träume«.

John Lockley träumt von einer traditionellen Heilerin der südafrikanischen Xhosa, einer Sangoma. In der Folge leidet er an vielen Krankheiten, ohne dass ihm jemand helfen kann. Erst eine eingeweihte Person, eine Sangoma, kann ihn heilen. Diese Heilung führt in eine langjährige Lehrzeit zum Sangoma. Im Dialog gibt John Auskunft darüber.

Pete Catches aus Pine Ridge in South Dakota erlebt seinen Traum als Gabe des Schöpfers, als existenzielle Erfahrung, der er eigentlich ausweichen möchte, aber nicht kann. Nach einer langwierigen Leidensgeschichte findet er zu seinen magischen Fähigkeiten.

Die Yurok-Frau Fanny Flaunders aus Kalifornien erleidet einen Traum, dem eine Erkrankung folgt. Erst nach einem langwierigen Weg des Fastens und Tanzens wird sie erfolgreiche Medizinfrau.

Für den Karok Henry Joseph aus der gleichen Region begründen Träume seinen Werdegang als Medizinperson. Das Wissen über Heilmittel und ihre Anwendung wird ihm dabei mitgeteilt.

Der Mapuche Huenun aus Chile, Patient einer Heilerin, berichtet, wie diese durch Träume Kräutermedizin findet, um ihn zu heilen.

XHOSA (SÜDAFRIKA)

»A modern-day shaman« nennt man den im letzten Jahrzehnt weltweit bekannt gewordenen weißen Afrikaner John Lockley, der als traditioneller Heiler der Xhosa, als Sangoma, inzwischen in vielen Weltgegenden praktiziert. Nach seiner Initiation 2007 findet man zahlreiche Medienberichte über ihn. Und – man kann ihn heutzutage auf einer eigenen Webseite erreichen (www.johnlockley.com).

In Interviews beantwortet John Lockley Fragen zu seinem Selbstverständnis. ›Der Job eines südafrikanischen Sangoma besteht darin, zwischen der Welt der Lebenden und der spirituellen Welt der Vorfahren zu vermitteln, zwischen dem Sichtbaren und dem Unsichtbaren, zwischen Mensch und Natur‹, formuliert der weiße Sangoma John Lockley aus Südafrika, geboren 1971 in Kapstadt, seine Aufgabe als traditioneller Heiler der südafrikanischen Xhosa.

Als Achtzehnjähriger habe er von einer Xhosa-Sangoma geträumt, die ihn unterrichten sollte. Dann sei er schwer erkrankt, und kein weißer Arzt habe ihm helfen können. Sieben Jahre sei er ständig krank gewesen, habe letztlich an einer spirituellen Krankheit gelitten. Geholfen habe ihm erst die Xhosa-Sangoma Ngwewu, die vorher wusste, dass sie einen Schüler aus einer anderen Kultur werde unterrichten müssen. Zehn Jahre habe seine Lehrzeit gedauert, bei der er die Xhosa-Sprache lernte, bei Zeremonien assistierte, Heilpflanzen kennenlernte, Träume deutete.[56]

In einem Interview anlässlich des »Mind Body Spirit Festival« in Brighton/USA antwortet John Lockley auf die Frage nach seinem Werdegang: »Ich habe mir diese Tätigkeit nicht ausgewählt, vielmehr wählte sie mich. Als ich achtzehn war, erhielt ich einen profunden Ruf, der so stark wurde, dass ich körperlich erkrankte. Für einen Sangoma in Südafrika ist es üblich, dass er ›twasa‹, die Berufungskrankheit, erleidet. Das erfordert die Suche nach einem Lehrer, der einen ausbildet und als Lehrling aufnimmt. Genau das ist mir geschehen.«

Auf die Frage, was er genau mache und wie er seinen Klienten helfe, sagte er: »Ich lehre die Menschen, sich auf ihre Ahnen einzulassen, ihre geistigen Führer, Zugang zu deren Herzen und Geist zu finden. Die Vorteile sind vielfältig, beeinflussen Verstand, Körper und Geist der Klienten. Aber es hängt von den Individuen ab. Im Allgemeinen und mit der Zeit werden sie glücklicher, und ihr Energieniveau steigt. Und die Leute entwickeln ein reicheres Traumleben.«

Weiter gefragt, welche Bedeutung seine Arbeit in der heutigen Welt habe, erklärt der Sangoma: »In meinen Heilverfahren geht es vor allem darum, den Leuten zu helfen, dem Ruf ihres Herzens zu folgen, ihrer Bestimmung, ihrem Lebensweg. Als Sangoma ist es meine Aufgabe ›ukuvala indlela‹, wörtlich, den Weg zu öffnen. Mein Auftrag besteht darin, Klienten ihre Bestimmung und ihre größten Potenziale zu zeigen. Um ihre Herzen zu erreichen, arbeite ich mit Geschichten, Medizinpflanzen, Trommeln und Singen. Ich praktiziere eine besondere pflanzliche Behandlung, wozu die Arbeit mit ihren Füßen gehört, um den dort gründenden Herzmeridian zu aktivieren. Dadurch wird das Fließen der Erdenergie erleichtert, die das Individuum erde und sein Herz öffne. Außerdem sei dies eine machtvolle Technik, tieferes Träumen zu erreichen.«[57]

Der Engländer Adrian Keith Boshier, Autodidakt in Archäologie und Anthropologie, galt zu Lebzeiten bei vielen südafrikanischen Stämmen ebenfalls als weißer Sangoma. Bei seiner eigenen Initiation fragte er die Leiterin, ob sie keine Befürchtungen hätte, ihn als Weißen aus England, dessen Vorfahren nie etwas mit Afrika zu tun hatten, in die Stammestraditionen einzuweihen. Ihre Antwort:

»Heute sind du und ich verschieden, wir leben anders, unsere Kultur ist anders, aber vor langer, langer Zeit entsprangen wir alle derselben Quelle, und wenn wir sterben, kehren wir zum alten Volk zurück – zurück zu den früheren Ahnen, und dort gibt es keinen Unterschied, wir sind alle gleich. Ich kann dich nur als Medizinmann aufnehmen, weil meine und deine Vorfahren übereingekommen sind, dass es so sein soll, und deshalb habe ich dich hier eingeladen.«[58]

Bei seiner Arbeit mit den Eingeborenen lässt Boshier eine Zulufrau, Tochter eines Methodistenpredigers, zu Wort kommen, die sich über Jahre vergeblich dagegen gewehrt hat, eine Sangoma zu werden. Sie beginnt ihre Schilderung mit einem spannenden Vergleich:

»Die Sangoma ist eine Person mit starkem Geist. Alle Menschen haben einen Geist, Schwarze, Weiße oder Chinesen, aber Gott wählt einige aus, durch deren Mund er sprechen will. Es ist, als würde er einige Menschen mit einer Gabe beschenken. Alle haben einen Geist, aber für manche ist es eine Gabe, und diese Menschen werden Sangoma. Es ist wie mit Jesus. Kennst du Jesus? Gott verlieh ihm eine große, große Gabe, einen riesigen Geist. Viele Leute haben das nicht verstanden. Aber er hatte diesen Geist. Er ging allein in die Berge, nicht wahr? Er sprach mit seinen Geistern, oder nicht? Er machte Kranke gesund, oder nicht? Genauso ist es. Aber du musst fortgehen in die Berge, verstehst du? Wie kannst du irgendetwas wissen, wenn du nicht fortgehst? Wie können die Menschen etwas über die Geister der Berge und Flüsse erfahren, wenn sie nur zur Universität gehen? Nein, wenn du etwas über die Geister lernen willst, dann musst du allein gehen, fort zu den Stätten der Wildnis.«[59]

LAKOTA (NORDAMERIKA)

Die Autorin Sandy Johnson hat Ende der Achtziger-, Anfang der Neunzigerjahre über einen Zeitraum von drei Jahren die Indianerreservate Nordamerikas bereist, um ihr von Hollywood geprägtes Wissen an authentischen Erfahrungen zu messen. Auf diese Weise entstanden 31 autobiografische Texte von Frauen und Männern, von Stammesführern, Ältesten und sogenannten heiligen Männern und Frauen.

Im Pine Ridge Reservat/South Dakota hatte man ihr empfohlen, Pete Catches aufzusuchen, der als heiliger Medizinmann galt. Bald nach dem ersten Zusammentreffen akzeptierte dieser das Anliegen der Besucherin, seine Biografie aufzuschreiben. Der folgende Text ist der Ausschnitt, der Pete Catches' Werdegang als Medizinmann umfasst.

Im Epilog der Dokumentation äußert sich Johnson über die Begegnung mit dieser anderen Wirklichkeit: »Ohne dass es mir damals klar gewesen wäre, hatte ich eine Brücke überquert in eine Welt, die mir einst so verborgen gewesen war wie den allermeisten Angehörigen der weißen Kultur.«

»Die Begabung für Medizin, die mir der Schöpfer mitgegeben hat, ich wollte sie nicht, niemals; aber dann hatte ich einen Traum, und ich wusste, dass es ein heiliger Traum war:

Ich tanzte den Sonnentanz, und die ganze Zeit weinte ich, ich weinte ununterbrochen. Der obere Teil meines Beines schmerzte furchtbar, es war zu viel, zu viel. Die schrecklichsten Schmerzen, die ich je erlitten hatte. Der Traum war so deutlich, bis in die kleinsten Einzelheiten. Die Lieder, die gesungen wurden, der Baum, wie er so dastand … ich sehe auf zu ihm … die Fahne, die Opferfahne, die daran hängt und flattert … es waren fünf Sänger.

Ich bin durchbohrt. Die Schlaufe aus Rohhaut, die meine Haut oberhalb der Brustwarzen durchbohrt, ist mit einem Seil verbunden, dessen anderes Ende hoch oben am Sonnentanz-Pfahl befestigt ist … Den ganzen Tag versuche ich verzweifelt, mich zu befreien, ich tanze zum Rhythmus der Trommeln, und das eine Bein ist fast nicht zu ge-

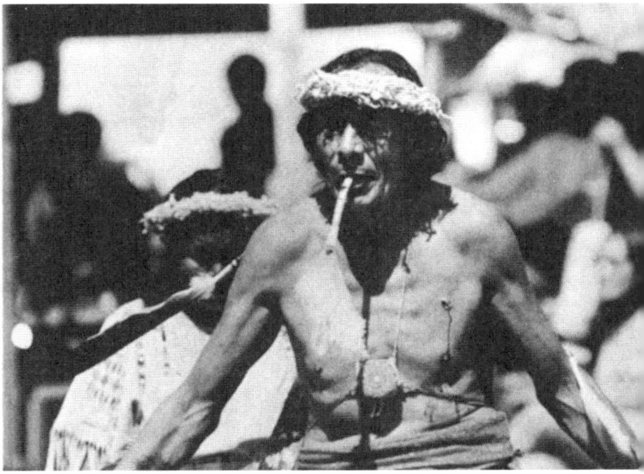

Pete Catches beim Sonnentanz (aus: Richard Erdoes: The Sun Dance People, New York: Alfred A. Knopf 1972, S. 109)

brauchen. Die Haut dehnt und dehnt sich, aber sie zerreißt nicht, und ich komme nicht frei ... Ein Sturm zieht auf, und der Himmel verdunkelt sich. Ich erhebe meine Pfeife zu den Himmeln. Der Sturm bricht in zwei Teile auseinander ... und der Himmel über dem Sonnentanzgelände ist plötzlich blau.

Sechzehn Jahre lang habe ich versucht, von diesem Traum loszukommen. Ich wusste, was mir da erzählt wurde, und ich wollte es nicht. Ich lief davon. Mein Vater und sein Vater und zuvor schon dessen Vater, sie alle waren Medizinmänner. Sie sagen mir, mein Vater wäre ein guter Medizinmann gewesen, er konnte aber nicht mit dem Wissen leben, ob jemand, den er behandelt hatte, leben oder sterben würde. (...)

Aber der Traum hat mich die ganze Zeit nicht losgelassen. Er war sozusagen neben mir, egal, was ich tat oder wohin ich ging – der Traum verließ mich nie. Schließlich musste ich doch nachgeben. Ich schätze, ich dachte, wenn ich das Ganze einmal mitmachen würde, den Traum einmal auszuleben, dass ich dann erlöst wäre. Vielleicht würde ich dann auch nicht Medizinmann werden müssen. Bis dahin hatte ich nie am Sonnentanz teilgenommen, hatte es auch nie vorgehabt. Aber ich gelobte es für den kommenden Sommer.«

Es folgt eine detaillierte Darstellung über seine Leiden bei diesem einweihenden Sonnentanz.

»Ich erinnere mich, in der ersten Zeit meines Lebens als Medizinmann, nach dem Sonnentanz und dem Pfeifenfasten, dass ich gerufen worden war, um einen alten Mann zu heilen. Damals war ich in meinen Vierzigern. Sie reinigten das Haus, indem sie Salbei verbrannten, ich konnte den Rauch aus dem Eingang kommen sehen. Die Familie bat mich herein, sie hatte mich erwartet. Ich trat ein, und der Sohn des alten Mannes kam mit einem Stuhl auf mich zu. Er führte mich zum Bett seines Vaters, stellte den Stuhl daneben und ging zum Schreibtisch, wo die gefüllte Pfeife schon auf mich wartete. Er nahm sie und zündete sie an. Ich nahm sie entgegen und rauchte. So saß ich da, nachdenklich, mit gesenktem Kopf und geschlossenen Augen. Vor meinem geistigen Auge wollte ich Gott sehen, den Schöpfer, den Großen Geist. Ich musste etwas Großes vollbringen und wollte dabei würdig und bescheiden sein.

Ich hatte das Gefühl, dass mich jemand anstarrte. Langsam hob ich meine Augen und sah, dass es der alte Mann war, der da lag und mich ansah. Ich konnte seine Gedanken lesen. Dieser Hurensohn will mich heilen. Denkt dieser Hurensohn vielleicht, er hätte die Kraft, mich zu heilen? Ich schloss meine Augen wieder und nahm einige Züge aus der Pfeife. Als ich sie zu Ende geraucht hatte, rief ich den jungen Mann herbei: ›Wenn die Kohlen fertig sind, bringst du den Salbei und zerkrümeltes Süßgras, und das streust du auf die heißen Kohlen.‹

Der junge Mann schnitt das Süßgras ab, zerkrümelte es und holte etwas Salbei. Damals hatte jeder Haushalt im Reservat Holzfeuer; das war die Art, wie sie kochten. Und sie wissen auch, dass man für eine Zeremonie kochendes Wasser bereitstehen haben muss. Deshalb brannte ein kräftiges Feuer im Ofen, und das Wasser kochte, sodass wir die Medizin zubereiten konnten.

Ich stand auf und ging langsam zum Ofen – wie damals in meiner Vision während des Pfeifenfastens. Ich öffnete das Ofenloch, fasste mit den Händen hinein, holte zwei Handvoll glühender Kohlen heraus und ging langsam zum Bett zurück. Wieder am Bett, trat der junge Mann dazu und legte Salbei und Süßgras auf die heißen Kohlen, und ich verteilte den Rauch um den alten Mann herum. Als ich damit fertig war, ging ich zum Ofen zurück, die Tür stand noch offen, und legte die Kohlen wieder hinein. An meinen Händen waren keine Spuren zu sehen.

Es war eine schreckliche Verantwortung, diese Vision in die Realität hinüberzubringen. Ich bin ihr verpflichtet bis zu dem Tag, an dem ich sterben werde. Das ist die Bedeutung von ›die Kraft eines Medizinmanns haben‹. Seit damals habe ich das Pfeifenfasten noch zweimal wiederholt, und einmal muss ich es noch machen, bevor ich sterbe. Ich warte ab, wann es sein wird. Mein Name wurde zu ›Petaga Yuha Mani‹, Er, der mit heißen Kohlen in den Händen geht.«[60]

YUROK (NORDAMERIKA)

Schamane zu werden ist anstrengend, gefährlich, langwierig. Bei den Yurok sind es meist Frauen, die einer Berufung ausgeliefert sind. Anlass, für einen Schamaninnen-Lehrling in Nordwest-Kalifornien alle Prüfungen auszuhalten, kann die Vorstellung und der Erwerb von traditionellem Geld *(dentalia shells)* sein. Nur als voll ausgebildete Heilerin kann jemand solche Erwartungen hegen und auf ihre Realisierung hoffen. Die Yurok-Frau Fanny Flounders ist eine solche Person. Sie schildert ihren Werdegang:

»Ich begann mit einem Traum. Damals war ich bereits in Sregon verheiratet. Im Traum befand ich mich in den Bald Hills. Dort traf ich einen CHILULA-Mann, der mir Rehfleisch zu essen gab, das schwarz von Blut war. Ich kannte diesen Mann nicht, doch er war eine kurznasige Person. Diesen Traum hatte ich im Herbst, nachdem wir Eicheln geerntet hatten.

Am Morgen danach war ich krank. Ein Heiler wurde gerufen, mich zu behandeln, meinen Fall zu diagnostizieren. Daraufhin begab ich mich in ein Schwitzhaus, um zehn Nächte zu tanzen. Die ganze Zeit über habe ich nichts gegessen. Einmal tanzte ich bis zur Bewusstlosigkeit. Dann brachte man mich in ein Wohnhaus. Als ich mich erholt hatte, kletterte ich ins Gebälk wegen des Trockenfischs, flüchtete durch das Rauchloch, lief in ein anderes Schwitzhaus, und begann dort zu tanzen.

Am zehnten Tag, während ich tanzte, bekam ich Kontrolle über meine erste PAIN. Sie kam aus meinem Mund und sah aus wie Lachsleber, und als ich sie in meinen Händen hielt, tropfte Blut heraus auf den Boden. Genau das habe ich in meinem Traum auf den Bald Hills gesehen. Aber ich dachte, es sei einfach nur Wildbret. Als ich in meinem Traum das Wildbret aß, kam die *pain* in meinen Körper.

Am elften Tag begann ich wieder zu essen, aber nur wenig.

Während des ganzen Winters damals ging ich täglich in die Hügel, um Holz für das Schwitzhaus zu sammeln, und jede Nacht verbrachte ich im Schwitzhaus. Die ganze Zeit über habe ich kein Wasser getrunken. Manchmal lief ich am Fluss entlang, nahm Kiesel in den

Mund und spuckte sie aus. Dabei sagte ich zu mir selbst: ›Wenn ich heile, werde ich saugen, und die *pains* werden in meinem Mund so kühl sein wie diese Steine. Dafür wird man mich entlohnen.‹

Als der Tag begann, schaute ich zur Tür des Schwitzhauses und sagte: ›Eine lange **DENTALIUM** schaut auf mich.‹ Auch wenn ich beim Holzsammeln war, sagte ich immerzu: ›Die Dentalium ist direkt vor mir, ich sehe ihre Spuren.‹ Hatte ich dann meinen Korb voller Holz, sagte ich: ›Jene große Dentalium, die ich gerade trage, ist sehr schwer.‹ Säuberte ich mit einem Zweig die Plattform vor dem Schwitzhaus, sagte ich: ›Ich sehe Dentalia. Ich sehe Dentalia. Ich fege sie links und rechts an meine beiden Seiten.‹ Was immer ich auch tat, ich sprach andauernd nur von Dentalia-Geld.

Mein Schlafplatz im Schwitzhaus war *atserger*. Das ist der spezielle Platz für einen Heiler. Doch ich war darin nicht allein. Männer beobachteten mich, sie befürchteten, ich würde den Verstand verlieren und mir selbst Schaden zufügen.

Nach einer Weile, während die anderen schliefen, sah ich im Traum ein *uma'a* (Monster) kommen. Eines seiner Beine war gerade, das andere am Knie festgebunden, und es lief auf diesem Knie, als wäre es sein Fuß, und es hatte nur ein Auge. Da schrie ich auf, rannte hinunter entlang dem Fluss. Meine Verwandten folgten mir und brachten mich bewusstlos zurück. Danach tanzte ich noch drei weitere Nächte. Dabei empfing ich meine vier größten *pains*. Eine davon ist blau, eine gelblich, eine andere rot und die vierte weiß. Weil ich diese im Traum um den *uma'a* erhielt, sind sie es, mit denen ich Krankheiten heile, die von *uma'a* verursacht sind.

Meine kleineren *pains* sind weißlich und weniger kraftvoll. Sie sind es, die während meines ersten Trainings zu mir kamen. Die *pains*

CHILULA ein den Yurok benachbartes Volk.
PAINS Manifestationen von Kräften.
DENTALIUM/DENTALIA SHELL längliche stiftähnliche, leicht gebogene Muschel, als Dentalia-Geld bezeichnet; verkörpert eine mystische Version des Ansehens in der Yurok-Gemeinschaft, gilt traditionell auch als eine Art Währung.

kommen und verlassen meinen Körper. Ich trage sie nicht immer bei mir. Heute sind sie in mir.

Erneut, nicht lang danach, ging ich zu dem Bach, der oberhalb von Nohtsku'm fließt. Ich sagte zu mir selbst: ›Wenn Leute krank sind, sollte ich sie heilen, falls sie mich genug entlohnen.‹ Dann hörte ich Gesang in der Schlucht. Das gleiche Lied, das ich jetzt singe, wenn ich heile, aber nur wenn ich angemessen entlohnt werde. Danach tanzte ich wieder an zehn Tagen.

Während meines Tanzes konnte ich über den Köpfen der Leute verschiedene *pains* fliegen sehen. Doch beim Versuch, sie zu fangen, verlor ich die Kontrolle. Einige dieser *pains* waren schwer zu vertreiben. Sie kamen immer wieder zurück, schwebten über einigen Männern. Diese Männer werden wahrscheinlich bald erkranken. Allmählich erhielt ich bessere Kontrolle über meine *pains*, bis ich sie schließlich aus mir herausnehmen konnte, in einen Korb legte, diesen auf das gegenseitige Ende des Schwitzhauses setzte, um sie dann, von dort, wo ich stand, zu verschlucken.

In dieser ganzen Zeit habe ich kein Wasser getrunken, sammelte Feuerholz für das Schwitzhaus, schlief darin und sprach mir immerzu von Dentalium-Geld. Zwei Jahre blieb ich dabei. Dann wurde ich langsam bereit zu heilen. Lange und hart habe ich trainiert, denn ich wollte unter allen die beste Heilerin sein.

Während dieser ganzen Zeit, falls ich überhaupt zu Hause schlief, legte ich ANGELICA-Wurzeln an die vier Ecken des Feuerplatzes, warf auch welche in die Flamme. Dann sagte ich: ›Diese *angelica* kommt aus der Mitte des Himmels. Dort verzehren die Dentalia und WOODPECKER SCALPS) ihre Blätter. Deshalb sind sie weißrot.‹ Dann inhalierte ich den Rauch der brennenden Wurzeln. Deshalb werden die Dentalia in das Haus kommen, in dem ich war. Schwitzen und Enthaltsamkeit beim Trinken währte nicht die ganzen zwei Jahre, sondern nur jeweils zehn Tage auf einmal, aber immer und immer wieder. Während dieser Perioden habe ich mir auch Schnittwunden zugefügt und diese mit jungen Farnwedeln eingerieben.

Im siebten Monat nach fast zwei Jahren beendete ich mein Training. Dann wurde UKWERHKWER TEILOGITL, mit Gebetsformel für mich durchgeführt, und wir tanzten um das Feuer. Sie kochten mich, kochten meine *pains* in mir. Und danach brauchte ich nicht mehr zu trainieren.

Wenn ich zu einem Patienten gerufen werde, dann rauche ich und sage zu mir selbst: ›Ich wünsche, du wirst gesund, weil ich mag, wie sie mich entlohnen.‹ Sollte ein Patient sterben, muss ich alles zurückzahlen.

Dann beginne ich zu heilen. Wenn ich eine lange Zeit getanzt habe, kann ich alle *pains* im Körper des Patienten sehen. Manchmal sind sie wie Knoten, die in jemand wachsen, sich ausbreiten und blühen. Solche kann ich zwar sehen, aber nicht entfernen. Manchmal sind es andere *pains*, die ich nicht entfernen kann. Dann schicke ich diese Person zu einer anderen Heilerin. Doch die andere mag sagen: ›Warum saugt sie sie nicht selber aus? Wahrscheinlich will sie, dass du stirbst.‹ Es kommt vor, dass eine Heilerin wirklich wünscht, jemanden zu töten. Dann bläst sie *pains* durch ihre Pfeife, schickt sie in jene Person, die sie hasst.«[61]

KAROK (NORDAMERIKA)

Für Henry Joseph, einen Heiler der Karok, eng verwandt mit den benachbarten Yurok, gründet die Fähigkeit zu heilen auf Träumen. Zur Unterstützung des Heilens braucht es die rituelle Gemeinschaft. Es wird auch deutlich, dass sich der Erzähler nicht im ursprünglichen Sinn als traditionell ansieht. Aktuell westliche Einflüsse machen sich bemerkbar. Aber dennoch findet er durch Träume Zugang zu magischem Heilen.

»Traditionelle Heiler mussten hart arbeiten. Sie träumten von Gott, von Ikhareya (Karok), einem ursprünglichen Geistwesen. Dieses Wort bezeichnet jene Wesen, die vor den Menschen existierten. Um jemand zu

ANGELICA Engelwurz.
WOODPECKER SCALP Kopffedern des Rotkopfspechtes.
UKWERHKWER TEILOGITL Tanz um ein großes starkes Feuer.

heilen, mussten sie vier oder fünf Nächte hindurch singen, und die Leute kamen, um sie beim Singen zu unterstützen. Sie saugten an den Stellen, wo immer man sich krank fühlte, und dann öffneten sie ihre Münder und holten das Gift mit ihren Fingern heraus.

Bevor ich zum ersten Mal heilte, träumte ich von kleinen Tannen, nicht größer als drei oder vier Fuß hoch. Diese sangen und redeten untereinander und sagten: ›Wir Tannen sind gut für kranke Leute.‹

Wenn mich Leute baten, sie zu behandeln, nahm ich Spitzen solcher Tannen und sang das Lied, das ich in meinem Traum gehört hatte, und bestrich die kranke Person so lange mit den Tannenspitzen, bis die Krankheit verschwand. Das war einfach nur ein Traum, Ikhareya habe ich das nicht zu verdanken.

Später jedoch hat mir Gott die Kraft gegeben, und ich hatte zwei Garnituren an Federn.

Ikhareya sieht aus wie ein Mensch. Er ist gut zu jedermann. Du träumst, und er spricht zu dir, singt und sagt dir, was du tun sollst. Das musst du dann auch tun.

Ein indianischer Heiler muss sich selbst jedes Jahr erneuern, dann geht alles gut. Ich sauge keine Krankheit aus, ich greife das Gift mit meinen Händen und ziehe es heraus.«[62]

MAPUCHE (CHILE)

Die Ethnologin Inez Hilger hat bei den chilenischen Mapuche (Araukaner) eine ungewöhnliche Selbstbiografie erarbeitet. Huenun Namku, traditioneller Informant, überliefert in seiner Lebensgeschichte detailliertes Wissen über die Kultur seines Volkes. Dazu gehören auch Erfahrungen und Wissen über traditionelle Heilmethoden.

»Huenun war sich sicher, dass heilwirksames Wissen anhand von Träumen überliefert wird. Eine Person, die solches Wissen besitzt, kann es anderen Leuten weitergeben. Ich habe meine Kenntnisse von einer Frau, die darin Spezialistin ist. Von ihrem Wissen will ich berichten. Ich hatte einmal ein Ekzem, deshalb erkundigte ich mich bei dieser Frau, weil meine Verwandten mir sagten, sie kenne eine Heilmethode. So drängten sie mich, zu ihr zu gehen. Ich zog sie zurate, obwohl ich auch zu einem männlichen Kräuterheiler hätte gehen können, den ich kannte.

In der folgenden Nacht erfuhr diese Frau im Traum, welche Pflanze mein Ekzem heilen konnte. Morgens dann suchte sie danach, bis sie sie fand. Es hieß *nülpi (Vicia valdiviana)*. Sie machte daraus eine Salbe und bestrich damit mein Ekzem, das schon bald abheilte.‹

Oft schon habe ich mich gewundert, wie man durch einen Traum eine Heilmethode finden kann; vielleicht denken sie tagsüber darüber nach und träumen dann nachts davon. Was auch immer diese Kräuterkundigen tun, interessant ist, dass sie durch Träume immer die richtigen Heilverfahren finden. In dieser Gegend lebte viele Jahre eine Kräuterfrau, die jede Kräutermedizin erträumte, die sie brauchte. Als sie starb, war sie schon 100 Jahre alt.«[63]

Magie aus Trance-Energie

Der Zustand der Trance sei eine im Menschen angelegte Erfahrungsmöglichkeit, wobei Trance als biologische Tür zur anderen, zur heiligen Wirklichkeit zu sehen sei, formuliert die Kulturanthropologin Felicitas Goodman.

Die San-Buschleute der Kalahari gewinnen mit und in der Trance ganz selbstverständlich religiös geprägte Lebensenergie. Im wörtlichen Sinne leben und praktizieren sie das Trance-Phänomen. Sie haben die Technik entwickelt, durch Trommeln, Singen, Tanzen oder eine Kombination davon Trancezustände zu erreichen, die ihnen Zugang zu Num verschaffen. Num heißt die Trance-Energie, die den Zutritt zur geistigen Welt eröffnet. Von dort aus ist es dann möglich, den Menschen zu helfen oder sie zu heilen. Die Buschfrau Nisa vom Stamme der San berichtet, wie ihr Vater Trancekraft benutzt, um seine Familie zu schützen.

Nisa berichtet: »Wir gingen an die Stelle, wo die (von Löwen gerissenen) toten Gnus lagen, schlugen ein Lager auf und lebten dort eine Zeit lang. Am ersten Tag wurden die Tiere enthäutet, wir fanden Wasser und aßen Fleisch. (...) In der Nacht danach kamen die Löwen zurück. Sie suchten die Tiere, die sie getötet hatten, sie hatten nur eines der drei Gnus gefressen. Die Löwen kamen dicht an unser Lager heran, aber sie blieben außerhalb unseres Feuerkreises. Wir konnten ihre Augen in den dunklen Büschen leuchten sehen. Es waren viele Löwen. Sie wollten uns töten. Mein Vater fiel in Medizintrance. Während der Körper in Trance war, flog sein Geist in die Welt der Geister, um mit den Göttern zu sprechen. Zusammen mit den Geistern vertrieb er die Löwen. Sie machten sich bald davon und gingen zu einem anderen, weit entfernten Wasserloch. Als mein Vater aus der Trance erwachte, kehrte er zu uns zurück. Dann schliefen wir.«

In einer Episode aus der Kindheit schildert Nisa, wie ihre Spielgefährten ganz selbstverständlich die Technik der Trance nachzuahmen versuchen. Als Nisa und ihre Freunde in einem Wasserloch mit einer Schildkröte spielen, wird Nisa in den Finger gebissen. »Ich setzte mich und ruhte mich aus, während die anderen die Schildkröte töteten. Ich saß da und starrte auf meinen Finger. Er schmerzte und brannte. Die anderen Kinder tanzten den Trancetanz für mich. Sie gaben mir den Glauben, dass sie mich heilen. Die Jungen fielen in Trance und versuchten, die Krankheit und den Schmerz aus mir herauszuziehen.«

Die Magierin Nisa selbst hat die Trancetechniken erlernt und zählt zu jenen dreißig Prozent der weiblichen und etwa fünfzig Prozent der männlichen Buschleute, die sie beherrschen. Sie erzählt ihrer Vertrauten, der Ethnologin Marjorie Shostak, davon:

»Ich war eine junge Frau, als meine Mutter und ihre jüngere Schwester mich die Trommelmedizin lehrten. Es gibt eine Wurzel, die einem hilft zu lernen, sich in Trance zu versetzen. Aber als ich erst einmal wusste, wie man richtig in Trance fällt, trank ich die Medizin nicht mehr. Ich brauchte sie nur am Anfang. Num, die Kraft zu heilen, ist etwas Gutes.

Nisa

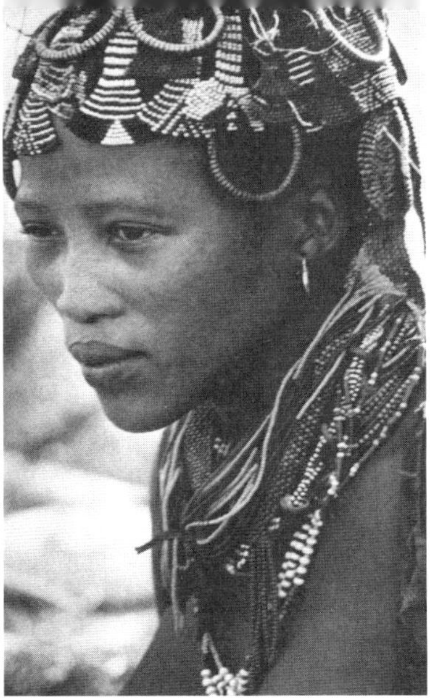

Es ist eine Medizin, die deiner Medizin sehr ähnlich ist, denn sie ist sehr stark. Wie deine Medizin den Menschen hilft, so hilft auch unser Num den Menschen. Aber um mit Num zu heilen, muss man wissen, wie man sich in Trance versetzt. Denn in der Trance beginnt die Heilkraft, die im Körper des Heilers liegt, das Num, zu wirken. Männer und Frauen lernen, wie man damit heilt, aber nicht alle wollen das lernen.

Trancemedizin tut weh! Am Anfang einer Trance heizt das Num dich innerlich auf und zieht an dir. Es erhebt sich, bis es dein Inneres packt und dir die Gedanken raubt. Dein Verstand und die Sinne verlassen dich, und du kannst nicht mehr klar denken. Die Dinge werden seltsam und verändern sich. Du kannst nicht mehr hören und verstehen, was die Menschen sagen. Du siehst sie an, und plötzlich werden sie winzig. Du denkst, was ist los. Tut Gott das? Nur noch das Num ist in dir. Mehr fühlst du nicht. Du berührst die Leute, legst ihnen die Hände auf und heilst, wen du berührst. Am Ende halten dich andere und blasen ihren Atem um deinen Kopf und dein Gesicht. Plötzlich wachen deine Sinne wieder auf und kommen zu dir zurück. Du denkst, eh, hier sind die Leute, und du siehst wieder wie zuvor.

Num ist machtvoll, aber es ist auch unberechenbar. Manchmal hilft es, und manchmal hilft es nicht, denn Gott will nicht immer, dass ein kranker Mensch gesund wird. Manchmal sagt er einem Heiler in Trance, heute will ich diese Kranke. Morgen auch. Aber wenn du am übernächsten Tag versuchst, sie zu heilen, werde ich dir helfen. Ich gebe sie dir für eine Weile. Gott beobachtet die Kranke, und der Heiler versetzt sich für sie in Trance. Schließlich sagt Gott, gut, ich habe sie nur etwas krank gemacht, jetzt kann sie wieder aufstehen. Wenn es ihr besser geht, denkt sie, oh, wenn dieser Heiler nicht gewesen wäre, ich wäre sicher gestorben. Er hat mir das Leben gerettet.«[64]

Toma Zho, ein Heiler der San, sprach mit dem Harvard-Psychologen Richard Katz. Dieser hat eine umfangreiche Studie mit insgesamt zwanzig Heilern der San in Botswana erarbeitet, um deren Spiritualität und uraltes Heilwissen zu dokumentieren. Dialogisch gelingt es ihm, tief in die Gedankenwelt eines Num-Heilers einzudringen:

»Toma Zho, ich habe jemand sagen hören, dass manche Leute ›mit Num aufwachsen‹. Was bedeuten diese Worte, ›mit Num aufwachsen‹?

Toma Zho schaut etwas verdutzt drein, so als sei ihm die Frage zu kompliziert. ›Die Worte bedeuten genau das, was sie sagen, nämlich dass man mit Num aufwächst, mit ihr erwachsen wird. Hast du Num, dann hast du's geschafft. Es gibt Leute wie mich, die Num nehmen, wenn sie jung sind, und die Num macht sie erwachsen. Manchmal wächst man mit Num auf, und manchmal macht die Num erwachsen. Und es gibt andere Leute, wie Kinaschau, die erst als Erwachsene Num nehmen.‹

Toma Zho, ich habe die Leute sagen hören, dass Heilende an den Ort gehen können, wo die Götter und Geister sind. Stimmt das?

›Ja, ich bin dort gewesen.‹

Seine einfache Antwort kommt für mich überraschend.

Wenn du während des Tanzes im Kia [Trancezustand] bist und gerade ziehst, gehst du dann an mehrere Orte?

Wiederum ist seine Antwort ein einfaches ›Ja‹.

Was siehst du dabei?

›Ich bin da oben gewesen‹, sagt Toma Zho und deutet zum Himmel, ›und überall.‹

Was hast du gesehen, als du da oben warst?

›An dem Tag, als ich nach oben ging, habe ich keinen von unseren Leuten gesehen.‹ Toma Zho macht eine Pause. ›Ich kann nach Kangwa reisen, während ich beim Tanz hier in Xaixai ein Kia erlebe, und ich sehe dann, wie es meiner Tochter dort in Kangwa geht, und ich sehe, dass es ihr gut geht. Dann kehre ich nach Xaixai zurück.‹

Wenn du tanzt, frage ich zurück, wie reist du dann an andere Orte?

›Meine Seele reist dorthin.‹

Wohin geht deine Seele noch?

›Woanders habe ich niemanden, den ich besuchen könnte‹, sagt Toma Zho.

(…)

Toma Zho, hast du jemals eine Krankheit aus jemandem herausgezogen, ohne vorher zu tanzen?

›Ja‹, sagt er. ›Wenn jemand sehr krank ist, gehe ich in ein Kia und behandle ihn, sogar ohne zu singen. Ich ziehe die Krankheit aus ihm heraus, damit er leben kann.‹

Wen hast du geheilt, ohne vorher zu tanzen?

›Das mache ich oft‹, sagt er. ›Ein Beispiel ist Koto. Das war, viele Jahre bevor ihr nach Xaixai gekommen seid. Es war mitten in der Nacht, als Kotos Sohn mich holen kam. Er sagte: Komm, der alte Mann, mein Vater, liegt im Sterben! Komm, behandle ihn! Da ging ich hin und versetzte mich in ein Kia, und ich zog und zog und zog bei ihm, und die Sonne ging auf. Dann kehrte ich in unser Lager zurück. Eine Nacht blieb ich dort, und Koto lebte.‹

Was fehlte Koto?

›Hast du nicht gesehen, wie Koto atmet? Er hat Schmerzen in der Seite und kann nicht richtig Luft holen.‹

Toma Zho, als du zu Koto gegangen bist, hast du dich da sofort ins Kia versetzt?

›Als ich dort angekommen bin, war ich ganz normal. Als ich ihn dann gesehen habe und sah, wie krank er war, sagte ich zu mir: Oh, Gott ist dabei, diesen Mann zu töten. Und dann bin ich ins Kia gegangen. Ich habe Lieder gesungen, die die Frauen immer singen und die sie mir gegeben haben, dieselben Lieder, bei denen ich während des Tanzes mit den Frauen mitsinge. In jener Nacht bei Koto habe ich das Giraffen-Num-Lied gesungen. Ich bin ein Besitzer davon.‹

Hast du dich für das Kia bereit gemacht, während du zu Koto hinübergegangen bist?

›Ich habe nicht gesungen, während ich zu seiner Hütte ging.‹

Toma Zho, kannst du mir von einem anderen Mal erzählen, wo du geheilt hast, ohne erst zu tanzen?

›Das habe ich viele Male getan. Ich habe sie nicht gezählt.‹ Toma Zho spricht ruhig. ›Da war ein anderer Mann, der so gut wie tot war, und ich habe gesungen, und ich bin ins Kia gegangen und habe bei ihm gezogen, und er lebte. Er hatte gesagt, er habe in der Brust und im Leib Schmerzen. Es war kein richtiger Tanz. Es war nur für ihn, und wir haben einfach angefangen, und die Frauen haben mich unterstützt. In jener Nacht war ich dort der einzige Heiler. Ich habe mich einfach nach dem gerichtet, was ich sah, und ich sagte: Was Gott mir gegeben hat, werde ich tun. Der Mann brauchte mich nicht erst darum zu bitten, ihn zu heilen.‹

(...)

Toma Zho, was für ein Gefühl gibt deine Num?

›Sie macht, dass ich mich sehr gut fühle!‹ sagt Toma Zho ganz begeistert. ›Schau, ich gehe ins Kia, und dann sehe ich jemanden, der krank ist, und ich schaue mir den Kranken an und sage: Oh, dir geht es nicht gut. Könnte ich nicht etwas für dich tun und bei dir ziehen und das, was dich plagt, entfernen? Und so gehe ich zu dem Kranken hin und ziehe und ziehe bei ihm. Und am nächsten Tag sieht er mich und sagt: Toma Zho, ich fühle mich prima! Und wenn ich ihn das sagen höre, bin ich von Herzen froh. Ich freue mich sehr, ihm geholfen zu haben. Wir suchen Num, um Leuten richtig helfen zu können. Wenn einer todkrank ist, sage ich: O nein, dieser Mann da wird sterben, wenn ich nichts machen kann, und so ziehe und ziehe ich und ziehe ich bei ihm. Wenn ich ihm das Leben rette, sagt er zu mir: Du hast mir mein Leben gerettet! Und er ist glücklich und mag mich sehr.‹«[65]

TIBETISCHES ORAKEL (HIMALAYA)

Lama Govinda, bedeutender buddhistischer Gelehrter, reiste jahrelang durch Tibet, um religiöse Gemeinschaften, uralte Riten und Mysterienspiele kennenzulernen. Dabei macht er uns zu Zeugen einer Orakelkultur, in der Magie und praktisches Wissen miteinander korrespondieren. Zunächst beobachtet der Lama eine Sitzung des Orakelpriesters und seine Trancephasen unter dem Einfluss von Musik und Rezitaten sowie seine Orakeltätigkeit anhand schriftlich vorgelegter Protokolle. Schließlich erhält er Gelegenheit, den Orakelpriester selbst über seinen Werdegang zu befragen, der freimütig Auskunft gewährt:

»Kurz vor Mitternacht hörten wir das Dröhnen von Kesselpauken aus dem Tschökyong Lhakhang dringen und sahen eine Menschenmenge sich dem Eingang des Orakeltempels zu drängen. Augenscheinlich war eine wichtige Feier im Gang, und da wir vermuteten, dass vielleicht sogar das Orakel in Aktion sei, eilten wir den Klosterhof hinunter und mischten uns unter die Menge. Wir fanden uns schließlich in der Halle des von Menschen und Weihrauchschwaden erfüllten Heiligtums. Bevor wir wussten, wie uns geschah, standen wir vor dem Thron des Großen Orakels.

Es war alles derart phantastisch und überraschend, dass wir wie gebannt waren von dem Anblick der majestätischen Gestalt, die in prächtige Brokate gekleidet vor uns auf dem goldenen Thron saß und eine juwelenbesetzte goldene Tiara auf dem Haupte trug. Auf seiner Brust blitzte der magische Spiegel aus poliertem Metall. Wie die Vision eines legendären Kaisers der Vorzeit, eines mächtigen Herrschers vergangener Weltreiche erschien uns diese Gestalt von übermenschlicher Größe und Würde.

In diesem Augenblick steigerte sich das Orchester der Posaunen und Klarinetten, Becken und Kesselpauken zu einem gewaltigen Höhepunkt, während die Bassstimmen des Mönchschors die mächtigen Schutzherren der heiligen Lehre anriefen und ihre Rezitation mit Glocken und *damarus* [Handtrommeln] begleiteten. Wolken wohlriechenden Weihrauchs stiegen aus den Räuchergefäßen, und die Menge stand wie versteinert im Bann des feierlichen Augenblicks. Aller Augen waren auf die majestätische Gestalt auf dem goldenen Thron geheftet, die, wie zur Statue erstarrt, unbeweglich und mit geschlossenen Augen hochaufgerichtet dasaß, die Füße in großen, zeremoniellen tibetischen Schuhen, fest auf den Boden gepflanzt.

Plötzlich aber schien ein Vibrieren vom Boden auszugehen, die Füße und Beine zu erfassen und, langsam an Intensität zunehmend, auf den Körper überzugehen, bis schließlich die ganze Gestalt von konvulsivischen Zuckungen erschüttert wurde. Es war, als ob ein Strom von unbezwinglicher Macht aus den Tiefen der Erde aufstiege, den Körper erfüllte und ihn zu sprengen suchte. Dieser Kampf zwischen dem menschlichen Körper und der unheimlichen Macht, die von ihm Besitz ergriff und ihn in ein dämonisches Wesen verwandelte, war ein beängstigender Anblick. Selbst die Gesichtszüge hatten sich völlig verändert und schienen die einer anderen Person, nein, die einer furchtbaren Gottheit zu sein.

Einer der älteren Mönche, der Meister des Protokolls, stieg nun auf die erhöhte Plattform und näherte sich dem Thron, um die Fragen vorzulegen, um deren Beantwortung die nun gegenwärtige Gottheit gebeten wurde. Die Fragen waren im Voraus auf Papierstreifen geschrieben und fest zusammengefaltet worden. Der Meister des Protokolls schwang jedes dieser zusammengefalteten Papiere vor den Geisteraugen der Tiara des Orakels hin und her, während eine Anzahl kräftiger Mönchsassistenten den schwankenden Körper des Orakelpriesters stützten und in Position hielten. Kaum aber war der Meister des Protokolls vom Thron zurückgetreten, als der Orakelpriester wie ein erwachender Riese, der sich seiner Kraft bewusst wird, aufsprang, die ihn haltenden Mönche zur Seite schleuderte, ein Schwert aus dem vor ihm stehenden Waffenbehälter ergriff und es in alle Richtungen mit unglaublicher Geschwindigkeit schwang, als ob er mit einem unsichtbaren Feind kämpfte. Es war ein unheimliches Schauspiel, das alle Anwesenden gefesselt hielt, trotz der Furcht, das Schwert könnte sich plötzlich auf die Menge vor dem Thron stürzen, in einem ungehemmten Tanz der Vernichtung und dämonisch entfesselter Kräfte.

Die dem Thron am nächsten Stehenden wichen erschrocken zurück; aber ehe etwas geschehen konnte, ergriffen fünf oder sechs der assistierenden Mönche, die wegen ihrer Stärke hierfür ausgewählt waren, den tobenden Orakelpriester und versuchten, ihn auf den Thron zurückzuziehen. Der Priester jedoch schien sie überhaupt nicht zu bemerken und schüttelte sie ab wie eine Schar Kinder, bis es ihnen endlich nach mehrfachen Versuchen gelang, den kämpfenden Riesen auf seinen Thron zurückzuzwingen, wo er schließlich schwer atmend und völlig erschöpft in sich zusammensank, während der Schweiß über sein unnatürlich aufgeschwollenes Gesicht rann. Der Schaum stand ihm vor dem Mund, und er gab seltsame Laute von sich, als versuchte er zu sprechen.

Der Meister des Protokolls trat nun wieder vor, mit einer Schreibtafel in der Hand; er beugte sich zum Munde des Orakelpriesters vor und schrieb die Worte, die sich auf seinen Lippen formten, auf die Tafel. Während die Botschaft des Orakels niedergeschrieben wurde, herrschte ehrfürchtiges Schweigen; nur die Stimmen der psalmodierenden Mönche drangen gedämpft aus dem Hintergrund. Obwohl die Heftigkeit, mit der die Gottheit den Orakelpriester ergriffen hatte, verebbt zu sein schien, erfüllte ihre Gegenwart noch den ganzen Tempelraum und absorbierte alles individuelle Denken und Fühlen. Nur völlige Hingabe und Selbstverleugnung konnte die unsichtbare Macht, die das Bewusstsein aller Anwesenden beherrschte, beschwichtigen und den hypnotischen Bann brechen, der jeden ergriffen hatte. So drängten die Menschen nun wieder dem Thron zu und warfen sich dem Orakel zu Füßen, um dem Beschützer der heiligen Lehre Verehrung zu erweisen und seinen Segen zu empfangen. Auch wir fühlten, wie wir aus unserem eigenen Bewusstsein herausgehoben und aufs tiefste ergriffen wurden, sodass wir uns gleich den anderen dem Orakel zu Füßen warfen, alles um uns vergessend, außer der Wirklichkeit einer Macht jenseits unseres Verstehens.

Der Orakelpriester erholte sich langsam, Mönche stützten ihn zu beiden Seiten. Ein Kelch mit Tee wurde ihm an die Lippen gesetzt, und er trank ein wenig. Aus dem Hintergrund tönte das Gemurmel rezitierender Mönche; der Rhythmus der Pauken und Becken war langsam und gedämpft; die Erregung der Menge legte sich allmählich.

(...)

Ich kann mich nicht erinnern, wie vielen dieser Trancezustände wir beiwohnten oder wie viele sich, bevor wir den Tempel betraten, ereignet hatten. Ich weiß nur, dass alle sechs Tschökyongs [Geisterkönige], einer nach dem anderen, von dem Orakelpriester Besitz ergriffen, und dass er am Ende jeder Trance wie ein Toter ausgestreckt dalag und schließlich bewusstlos aus dem Tempel getragen wurde. Wie es möglich war, dass ein menschlicher Körper viele Stunden lang die furchtbare Anstrengung solch gewaltsamer Trancezustände ertragen konnte, ging über unser Verstehen.

Es ist sicher, dass niemand so etwas hätte ertragen können, wenn er sich nicht wirklich im Zustand tiefster Trance befunden hätte; und niemand würde sich der Gefahr aussetzen, seinen Körper einer unbekannten Macht zu überlassen, wenn er nicht von der Notwendigkeit und dem Wert dieses Opfers überzeugt wäre.«

Magier »Tschödsche« berichtet: »Es war besonders wertvoll, viele dieser Probleme, die uns nach dem Erlebnis im Orakeltempel beschäftigt hatten, mit dem Tschödsche (Hohepriester) besprechen zu können. Schon am folgenden Tage besuchte er uns in unserer Privatkapelle. Er litt noch immer an den Nachwirkungen seiner Trancezustände und klagte über Schmerzen im ganzen Körper. Er fragte uns, ob wir irgendwelche Medizin hätten, um die Schmerzen zu lindern, und wir gaben ihm einige Tabletten Aspirin, die er dankend annahm. Zu unserer Überraschung lehnte er jedoch ab, bei uns Tee zu trinken oder irgendetwas zu essen, weil seine Regel, wie er uns erklärte, es ihm nicht erlaube, irgendwelche von anderen zubereitete Nahrungsmittel oder Getränke zu sich zu nehmen. Er beachte eine strenge Diät und bereite alles, was er zu sich nahm, mit eigener Hand zu, da er sehr vorsichtig sein musste, die Reinheit und die vollkommene Ausgeglichenheit seines Körpers aufrechtzuerhalten. Der kleinste Fehler in der Diät, die geringste Verunreinigung des Körpers oder des Geistes konnte für ihn tödliche Folgen haben. (...)

Unsere erste Frage war, ob er sich irgendeiner der Antworten, die während der Invokationen des vergangenen Tages durch ihn gekommen seien, erinnerte. ›Nein‹, sagte er, ›ich habe keine Ahnung davon, was während der Trancezustände geschieht. Aber wenn ich in meinen normalen Zustand zurückkehre, schmerzt mein ganzer Körper, und ich fühle mich vollkommen erschöpft. Ich brauche immer viele Tage, um mich wieder zu erholen.‹

Aber was veranlasste Sie, das Amt eines Tschödsche zu übernehmen, wenn das eine so gefährliche und schmerzvolle Sache ist? Hatten Sie eine natürliche Neigung zu geistigen Dingen oder mediumistische Fähigkeiten?

›O nein, nicht im Geringsten! Ich hatte Frau und Kinder und verdiente meinen Lebensunterhalt als Maultiertreiber auf der Karawanenroute zwischen Sikkim und Lhasa. Ich war ein einfacher Mann und hatte keinerlei Ambitionen. Meine Genossen verachteten mich, weil ich immer schäbig gekleidet war und keinen Wert auf Reinlichkeit legte. Ich führte ein raues Leben, aber ich war in meiner Weise ganz glücklich, obwohl ich arm war und weder lesen noch schreiben konnte. Ich hatte ein kleines Haus in Phari, wo ich mit meiner Familie lebte, wenn ich nicht auf Reisen war.

Und dort erkrankte ich eines Tages. Kein Mensch wusste, was mir fehlte, und es ging mir schlechter und schlechter, bis ich schließlich so schwach war, dass meine Frau fürchtete, ich würde sterben. Sie rief einen Lama, um Gebete zu lesen und mich auf meinen Tod vorzubereiten. Während aber der Lama die Invokationen der mächtigen Schutzherren und Geisterkönige, der Tschökyongs, rezitierte, wurde ich plötzlich von ihnen besessen, obwohl ich selbst nichts über diese Dinge oder den Inhalt der Rezitationen wusste – und als ich endlich wieder zu mir kam, sagte mir der Lama, dass mein Leben gerettet werden könne, wenn ich gewillt sei, den Tschökyongs zu dienen, die mich als ihr Werkzeug ausersehen hätten. Ich wollte jedoch nicht mein Weib und meine Kinder verlassen, und als ich das dem Lama sagte, erklärte er: Wenn du stirbst, so wirst du auf jeden Fall Weib und Kinder verlassen müssen, wenn du aber bereit bist, den höheren Mächten zu dienen, so wirst du nicht nur dein Leben retten, sondern dein Weib und deine Kinder werden nicht zu hungern brauchen.

Meine Frau gab dem Lama recht, und so gab ich nach und versprach, mein Leben fortan dem Dharma zu weihen, insbesondere den großen Schutzherren, wenn sie mich vom Tode erretteten. Von dem Augenblick an, in dem ich das Gelübde abgelegt hatte, ging es mir besser, und nach kurzer Zeit war ich vollkommen wiederhergestellt. Doch immer, wenn diese Invokationen rezitiert wurden, fiel ich in Trance, und die göttlichen Kräfte nahmen von mir Besitz.‹

Hatten Sie sich einer besonderen Schulung zu unterziehen, bevor Sie zum Priester des Großen Orakels berufen wurden? Oder hatten Sie bestimmte Prüfungen abzulegen, bevor Sie als Tschödsche anerkannt wurden?

›Gewiss! Um sicher zu sein, dass es sich bei mir um eine echte Berufung handelte und nicht um bloße Einbildung oder Betrug, wurde ich nach Lhasa geschickt und mit dem Staatsorakel von Netschung konfrontiert. Während der Invokationsriten mussten wir beide Seite an Seite sitzen, und erst nach verschiedenartigen Prüfungen und einer sorgfältigen Beobachtung aller Symptome wurde ich als Kandidat der Orakelpriesterschaft zugelassen. Ich musste das Gelübde des Zölibats ablegen und alle Regeln des Vinaya befolgen. Von nun an trug ich Mönchskleidung und erhielt besondere Lehrer, die mich im Lesen und Schreiben und auch in den heiligen Schriften unterwiesen. Ich hatte besondere Reinlichkeitsregeln zu befolgen und mich an eine strenge Diät zu halten. Mein Leben war völlig verändert und strenger reguliert als das eines gewöhnlichen Mönchs, denn der kleinste Fehltritt in meiner Lebensführung konnte mich in Gefahr bringen und zu meiner Vernichtung durch eine jener Mächte führen, denen ich mich geweiht und mit Leib und Seele ergeben hatte. Erst nach einer langen strengen Schulung wurde ich schließlich für fähig befunden, das Amt eines Tschödsche auszuüben. Ich wurde nach Dungkar Gomps geschickt, wo eben der Thron des Orakels frei geworden war. Und seitdem bin ich hiergeblieben.‹«[66]

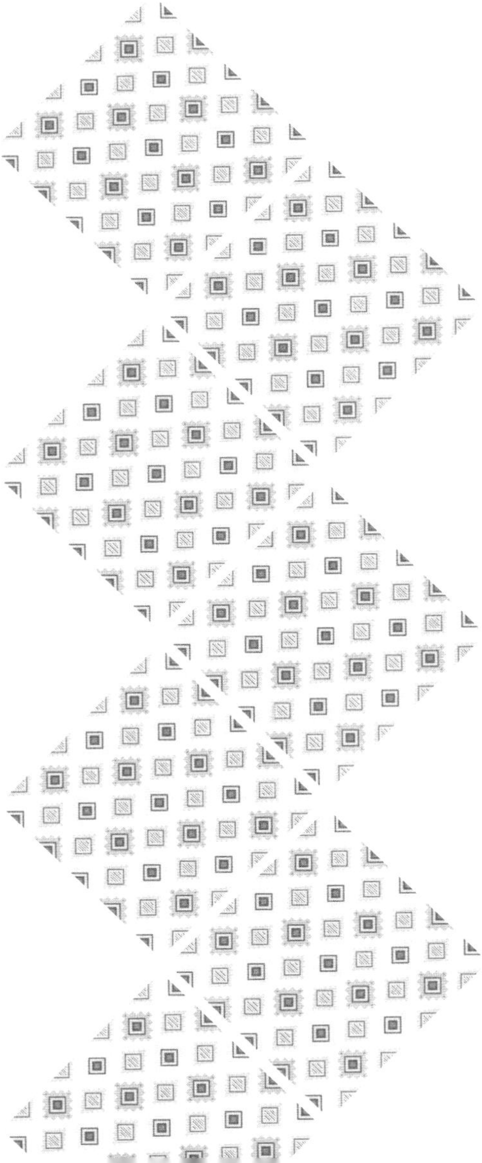

Magie aus Branntwein

Als Wahrsager oder Zauberer, als »Noaide«, benutzen Magier der Samen beziehungsweise Lappen Branntwein als Medium. Davon erzählt der Same Johan Turi, bekannt durch sein Buch über das Leben der Lappen. Der letzte große Lappen-Noaide sei wohl ein gewisser Dopar gewesen, der alles Mögliche in einer Tasse Branntwein sah. Wie überhaupt die Noaiden in Branntwein sehen könnten, sie sehen alle Dinge und auch den, der gestohlen hat. Dopar sah es auch, als sein enger Kontaktmann, sein Wirt, weit weg in Norwegen starb.[67]

Auch der Ethnologe Hugo A. Bernatzik berichtet von einem Noaiden, »der aus Branntwein wahrsagen konnte, im Branntwein sehen konnte, woran ein Kranker litt, wo ein Dieb sich befand. Er heilte die Kranken und zwang die Diebesleute, ihre Beute zurückzugeben.«[68]

Siri Matti in einer Porträt-Zeichnung von Per Hetta, einem Samen

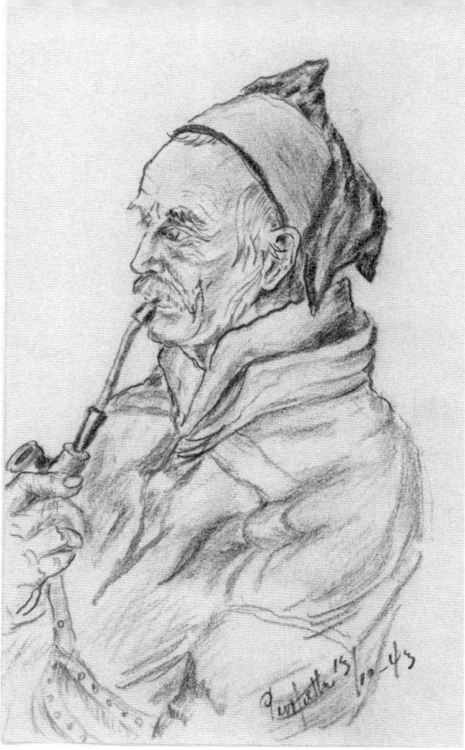

SAMEN (LAPPLAND)

Mit dem samischen Erzähler Siri Matti hat der Arzt-Ethnologe Ludwig Kohl-Larsen Anfang der 1940er-Jahre einen jener seltenen Gewährsleute gefunden, die außer vielen traditionellen Geschichten, Märchen und Sagen[69] die eigene Lebensgeschichte überliefert haben. Er gibt darin den Blick frei auf ein Leben zwischen traditionellem Rentier-Nomadentum und einer Tätigkeit als Gehilfe eines norwegischen Missionars bei den Eskimos in Alaska. Nach fünf Jahren kehrt Siri Matti zurück, versucht sich in verschiedenen Tätigkeiten, bis ihn das Heimweh nach den Renen wieder ein Leben als Rentiernomade aufnehmen lässt. In seinen Erinnerungen spielen auch traditionelle samische Zauberer eine interessante Rolle.

Siri Matti schildert zunächst zwei zeitlich unabhängige Fälle, in denen der Zauberer Johann Kaaven anhand des Mediums Branntwein Diebe ausfindig macht. Die Bestohlenen erhalten beide den Auftrag, eine Flasche zu besorgen, einmal Branntwein, einmal Rum. Der Zauberer entnimmt den Flaschen jeweils einen Schluck, schüttelt sie und stellt sie auf einen Tisch. Aufgefordert, auf die Flasche zu schauen, werden die Diebe in beiden Fällen sichtbar und können zur Rechenschaft gezogen werden. Seine eigenen Erfahrungen mit Alkohol als Medium eines Zauberers macht Siri Matti schon in jungen Jahren.

»*Magier-Lehrling:* Ich war nicht älter als vierzehn Jahre, als ich eines Tages zu einem Verwandten nach Langfjorden ging, der Anders Eira hieß. Langfjorden liegt westlich von Alten. Anders war ein alter Mann, und als ich zu ihm kam, sagte er zu mir: ›Ich bin nun alt, bald soll ich wohl sterben; aber meine ganze Großfamilie hat kein Mitglied mit so starkem Blut, dass ich ihm meine Zauberkunst überlassen kann.‹

Anders setzte mir Milch und Käse vor und sagte dann: ›Du bleibst doch über Nacht bei mir, denn du kommst morgen noch zeitig dorthin, wohin du zu gehen vorhast.‹

›Das kann ich tun‹, erwiderte ich, ›ich komme noch zeitig genug dorthin, wohin ich gehen will.‹

So blieb ich während der Nacht in der Hütte des Alten. Als wir am Morgen gegessen hatten, sagte er zu mir: ›Geh jetzt zu meinem Nachbar und sage ihm, er möge mir eine Flasche Branntwein verkaufen.‹

Ich ging sogleich in das Nachbarhaus und sagte: ›Ich soll für den Alten eine Flasche Branntwein von dir kaufen.‹

›Ich habe keinen Branntwein im Haus‹, antwortete er. Ich ging auf der Stelle fort, und als mich der Alte kommen sah, fragte er: ›Hast du die Flasche Branntwein bekommen?‹

›Nein‹, erwiderte ich, ›er sagte zu mir, er habe keinen Branntwein im Haus.‹

Anders sagte dann zu mir: ›Geh nur wieder zu ihm und richte ihm aus, er habe zwei Flaschen in einem Holzfach verborgen. Sag ihm, ich würde selbst kommen und sie mir holen, wenn er sie nicht hergibt.‹

Ich begab mich wieder zu dem Nachbarn und sagte: ›Du musst mir eine Flasche Branntwein verkaufen, der Alte will ihn haben!‹

›Ich habe keinen, wenn ich Branntwein hätte, würde ich dir eine Flasche abgeben.‹

Darauf erwiderte ich: ›Doch, du hast zwei Flaschen, und sie stehen dort in dem Fach über dem Tisch. Vielleicht erinnerst du dich selbst nicht daran? Deswegen hat mich der Alte noch einmal geschickt, um dir zu zeigen, wo sie sind.‹

Da lachte der Mann gezwungen und sagte: ›Es ist wohl so, wie du sagst, dass ich zwei Flaschen habe, an die ich mich nicht mehr erinnerte. Ich gehe und bringe sie dir.‹

Er ging und brachte den Branntwein. ›Und was kostet sie?‹

›Sie kosten nichts‹, erwiderte er, ›wenn der Alte sie haben will, soll er sie ohne Geld bekommen.‹

Als ich zu meinem Oheim kam, fragte er: ›Hast du sie jetzt bekommen? War es nicht so, wie ich dir sagte, dass zwei Flaschen in seinem Haus stehen?‹

›Ja, es war so, wie du gesagt hast.‹

Der Alte nahm den Branntwein, füllte zwei Gläser und gab mir eines davon. Er sagte: ›Nun wollen wir die Hälfte der Flasche austrinken, wenn du im nächsten Jahr kommst, findest du mich nicht mehr hier, dann habe ich schon die Todeswanderung angetreten!‹

›Wie kannst du das wissen?‹, fragte ich.

›Ich weiß alles, denn meine Helfer (Geister) sagen mir, dass ich nicht mehr über den Winter hinaus leben werde.‹

Ich blieb die ganze Nacht in seinem Haus. Wir saßen zusammen, und ich bekam ab und zu etwas Branntwein in mein Glas. Als ich dann am Morgen fortging, sagte der Alte zu mir: ›Du hast noch gutes und starkes Blut. Wenn du willst, kannst du von mir die Zauberkunst bekommen, die ich in mir habe, du hast noch die Kraft, sie zu tragen.‹

›Oh, ich bin noch viel zu jung, um die Zauberkunst zu erlernen!‹ Ich antwortete ihm dies, da ich etwas Angst bekam.

Er entgegnete: ›Du brauchst ja nicht gleich jetzt die Zauberkunst zu betreiben, du kannst damit warten, bis du erwachsen bist.‹

Ich hatte aber Angst, ich hatte Angst vor der Zauberkunst, die ich nicht haben wollte! Als er so vergeblich auf mich eingeredet hatte, nahm der Alte den Rest des Branntweins und sagte: ›Diesen sollst du mit nach Hause nehmen, aber du darfst von ihm nur trinken, wenn du eine Krankheit hast.‹

Ich fragte: ›Und wo soll ich den Branntwein verbergen, wenn ich zu Hause bin?‹

›Am besten ist es, du legst ihn in einen Mehlsack, darin kann die Flasche nicht in Stücke gehen.‹

Ich nahm den Branntwein mit mir und versteckte die Flasche zu Hause in einem Mehlsack. Es war einige Zeit vergangen, als eines Tages meine Schwester Brot backen sollte. Sie öffnete den Sack und merkte dabei, dass eine Flasche Branntwein in ihm war. Sie kostete davon, doch als sie die Flasche betrachtete, sah sie in ihr einen Mann stehen. Er erschien ihr wie ein Geist; sie bekam große Angst und verbarg ihren Fund wieder im Sack. Als ich zu ihr kam, erzählte sie mir alles und fragte: ›Wem gehört der Branntwein?‹

›Er ist von mir!‹

›Von wem hast du ihn bekommen?‹

›Ich habe ihn von Oheim Anders bekommen!‹

›Wenn du ihn von ihm bekommen hast, wundert es mich nicht, dass ein Mann in der Flasche war. Der Mann in der Flasche sollte wie ein Wächter darüber wachen, dass kein anderer als du den Branntwein trinkt!‹

Dieser alte Anders war der letzte Zauberer, mit dem ich gesprochen habe. Er erzählte mir auch, dass viele Krankheiten aus der Luft kämen und die Krankheiten selbst auch Geister seien. Wenn du aber die Zauberkunst erlernt hast, kannst du Herr über sie alle werden. Gute und böse Geister sind um uns, und die bösen bewirken, dass wir krank werden.

Oh, in den alten Zeiten gab es viel bessere Medizinleute als heute. Sie glaubten an die Macht der Zauberkunst und betrieben sie. Karesuando ist die Stadt, die Hauptstadt für alle Zauberer. Von dort ging die Zauberkunst aus.«[70]

Magie der Gefesselten (Yuwipi)

Traditionelle Religionen und damit verknüpfte Heilverfahren der eingeborenen Völker Nordamerikas litten Jahrzehnte nicht nur unter einem Verdikt der US-Regierung, sondern auch unter massiver Einflussnahme christlicher Missionare. Von den Black Robes genannten katholischen Missionaren unter den Sioux, viele deutschstämmig, existieren Berichte über aggressive Maßnahmen gegen Aktivitäten traditioneller Medizinmänner und Heiler. Eine solche Konfrontation hat auch Black Elk, Bewahrer der heiligen Riten der Lakota-Sioux, aushalten müssen, bis dahin als Yuwipi-Mann bekannt. Obwohl er sich in der Folge hat zum Katecheten ausbilden lassen, wusste er um die Wirksamkeit traditioneller Heilmethoden. Ein Schlaganfall im hohen Alter setzte Black Elk sehr zu. Nach Entlassung aus dem Sanatorium war sein Gesicht so entstellt, dass er kaum essen konnte. Tochter Lucy und ihr Bruder Ben veranlassten, dass Little Warrior, Katholik und traditioneller Heiler, für den Vater eine *ghost ceremony of healing* durchführte. Dabei werden, ähnlich wie bei *yuwipi*, die Geistwesen aktiviert, um zu heilen. Nach Beendigung der Zeremonie hatten sich Black Elks Gesichtszüge völlig normalisiert, dass er wieder ohne Probleme essen konnte.[71]

Es war aber auch nicht selten, dass Natives eingesperrt wurden, wenn man sie erwischte, wie sie ihren alten Glauben und ihre Heilpraktiken lebten. Seit den 1930er-Jahren ließ der Druck auf die eingeborenen Völker etwas nach, aber erst im August des Jahres 1978 verabschiedete der amerikanische Kongress den »American Indian Religions Freedom Act«.

Unter den Lakota gab es neben heiligen Männern, die oft die Sehergabe besaßen, Medizinmänner, deren Heilkonzepte vor allem auf der Kenntnis von Kräutern und Pflanzen beruhten. Eine dritte Art Medizinmann wird vor allem den Sioux-Stämmen zugeschrieben. Es ist der Yuwipi-Mann, »der Gefesselte«. Seine Spezialität ist es, Krankheitsursachen herauszufinden, Leute zu heilen, vermisste Personen oder gestohlene Objekte aufzuspüren oder das Ergebnis bevorstehender Stammeswahlen vorherzusagen. Yuwipi-Männer sind bis heute ein wichtiger Bestandteil im Reservatsleben der Sioux.

Der Augenzeuge Richard Erdoes war Autor und Bürgerrechtler, ein Österreicher, der vor den Nazis floh. Ihm wurde die seltene Ehre zuteil, von einem indianischen Medizinmann (Lame Deer) ausgesucht zu werden, ein gemeinsames Buch zu schreiben (Lame Deer – Seeker of Visions), das zum Weltbestseller wurde. In der Folge hat er mehrere solcher Doppelbiografien verfasst: über Archie Fire Lame Deer, Mary Crow Dog, Leonhard Crow Dog, Dennis Banks und ein umfangreiches Werk über indianische Mythologie zusammen mit dem indianischen Anthropologen Alfonso Ortiz.

»Um die Kräfte eines Yuwipi-Mannes zu engagieren, muss man ihm nur eine Friedenspfeife schicken, etwas Tabak und heutzutage Essen für etwa 20 Dollar. Das meiste ist für die Leute gedacht, die an der Zeremonie teilnehmen. Der Yuwipi-Mann hat dann keine Wahl, wenn die Pfeife in rechter Weise übergeben ist, muss er aktiv werden und das Ritual durchführen.

Zum rechten Praktizieren gehört, dass Medizinmann, Helfer und die Hauptpersonen (Patienten) sich vorher in einem Schwitzbad reinigen müssen.

Dann muss ein Raum besonders präpariert werden. Zuerst müssen alle Möbel entfernt werden. Ein Altar mit vier Fahnen muss gebaut werden, als Opfer aus rotem, weißem, gelbem und schwarzem Stoff, die die vier Himmelsrichtungen symbolisieren: Norden, Süden, Osten, Westen. Manche deuten die Farben als die vier menschlichen Rassen. Von einem Stock, halb rot und halb schwarz, der in einem mit Erde gefüllten Gefäß steckt, hängt eine Adlerfeder und ein Rotwildschwanz. Gegenüber dem Stock wird der Hauptaltar aus Erde geformt, der mit einfachen symbolischen Zeichen verziert ist. Jeder Medizinmann hat eigene, visionär begründete Zeichen. Auf jeder Seite des Altars ist eine Rassel platziert, die mit kleinen Kieseln gefüllt ist. Eine lange dünne Schnur, in der viele kleine Tabakbündel befestigt sind, wird ausgerollt und als Quadrat gelegt, wobei man wissen muss, dass ein großer Teppich als Untergrund dient. Die heilige (Tabak-)Linie folgt der Kante des Teppichs. Außerhalb gibt es genug Platz, wo die Teilnehmer sitzen. Innerhalb des Karrees ist der Altar und der Yuwipi-Mann sowie alle seine Objekte, die heilige Friedenspfeife, die niemals bei einer wichtigen Zeremonie fehlen darf, ein Topf mit frischem klarem Wasser und ein Topf mit Hundefleisch. Der Boden wird mit Salbei bedeckt.

Wenn Initiator und die Gäste kommen, setzen sie sich entlang der Wand auf den Boden – außerhalb des von der Tabakschnur umfassten heiligen Karrees. Sobald die Zeremonie startet, darf niemand das Karree betreten. Die Männer sitzen auf einer Seite, die Frauen auf der anderen. Bilder, Spiegel und alles, was Licht reflektieren könnte, wird zugedeckt. Die Anwesenden werden gebeten, ihre Armbanduhren und Brillen abzunehmen. Tür und Fenster werden ebenso mit Quilts abgedunkelt. Alle Anwesenden erhalten einen Salbeizweig, der eine Verbindung, einen Führer zwischen jeder Person und den Geistern, die erscheinen, formt. Süßgras wird als Weihrauch verbrannt. Sein aromatischer Wohlgeruch füllt den Raum und versetzt jedermann in die richtige Stimmung.

Zwei Helfer binden jetzt Arme und Hände des Yuwipi-Mannes fest an seinen Körper. Selbst die Finger werden gebunden, einer an den anderen. Danach wird er eng eingepackt, Kopf und Körper in einen Quilt, eine so genannte Sternen-Decke. Erneut wird er mit einem Rohhautseil verschnürt, bis er aussieht wie eine ägyptische Mumie. Zwei Männer platzieren ihn dann vorsichtig mit dem Gesicht nach unten ins Zentrum des Karrees. Sofort werden alle Lichter gelöscht. Der Raum ist völlig und absolut dunkel, so dunkel, wie er nur sein kann. Eine Stimme beginnt zu psalmodieren, eine Trommel zu schlagen. Seltsame Dinge regen sich. Ein großer Vogel fliegt durch den Raum. Man kann ihn nicht sehen, aber du fühlst und hörst das Geräusch seiner riesigen Flügel. Das Haus beginnt zu beben, als sei es von einer Riesenhand ergriffen. Die Rasseln springen vom Boden hoch und fliegen durch den Raum, treffen die Decke oder deinen Kopf. Kleine Stimmen flüstern in dein Ohr.

Winzige Lichtpunkte treffen deine Schultern oder die Wände. Das zeigt dir, dass die Geister jetzt anwesend sind. Und immerzu hört man leichte Stimmen, Gesänge und Trommeln. Schließlich ist wieder alles still.

Eine Kerosinlampe wird angezündet. Der Yuwipi-Mann steht ohne Fesseln und Umhüllungen im Raum.

Dann interpretiert er, was ihm die Geister mitgeteilt haben. Er erklärt die Ursache einer Krankheit, sagt, wo eine vermisste Person zu finden ist, oder gibt an, wer die nächsten Stammeswahlen gewinnt.

Alle Sioux-Zeremonien haben ein glückliches Ende. Jeder kann etwas Gutes über die Ereignisse der Nacht berichten. Die Pfeife geht von Hand zu Hand, und am Ende kommt etwas sehr Wichtiges bei allen Sioux-Ritualen. Jemand sagt mit lauter Stimme: ›Wa unyun tinkte!‹ – Lasst uns jetzt essen!«

Der Magier Leonard Crow Dog berichtet über Befindlichkeiten, wenn er, eingeschnürt in vollkommener Unbeweglichkeit und Dunkelheit, inmitten des heiligen Karrees verharrt:

»Wenn ich so daliege, bin ich wie ein Fundament, wie ein Gefäß für die Geister. Deshalb ist man dafür wie ausgeleert, leblos. Du musst dich völlig entleeren, damit die geistige Energie in dich kommen kann, um die Leere zu füllen.

Nach dem vierten Song kommen die Geister herein. Sie sprechen mit leichten Stimmen zu mir. Sie benutzen eine Traumsprache. Eingewickelt in meine Sternendecke, verstehe ich, was sie sagen. Sie geben mir die Antworten auf das, was der Initiator und die Anwesenden wissen wollen. Auch sie können die Stimmen hören, aber nicht verstehen. Wenn sie den Salbeizweig hinter dem Ohr oder im Haar haben, sprechen die Geister mit ihnen. Wenn ich eingeschnürt bin und sie singen die Lieder, fühle ich die Kraft der Sänger in mir, und meine Kraft verbindet sich mit ihrer. Und dann reise ich, während ich gebunden bin, zu allen möglichen Orten der Geister. Ich kann dorthin reisen, wo Sitting Bull begraben ist, obwohl mein Körper eingewickelt daliegt. Zur gleichen Zeit kann ich überall hinreisen, Geister können von weit her kommen, etwa Grazy Horses Geist. Die Geister von Leuten, die gelebt haben und gegangen sind, können direkt zu dem sprechen, der eingeschnürt ist.

Ein Zeichen der einkommenden Geister sind Lichtpunkte, die in der Dunkelheit flimmern, an die Decke fliegen, im ganzen Raum unterwegs sind. Manchmal machen sie Geräusche, als ob zwei Kiesel aneinanderklicken. Das sind die Geister der Wakinyan, der Donnervögel. Sie arbeiten mit der Sonne, mit dem Licht, das überall ist. Die Sonne ist Leben; sie lebt in uns, selbst bei Dunkelheit. Wakinyan und Inyan, der Stein, sind verwandt. Zwei Flintsteine, aneinandergeschlagen, erzeugen etwas Licht, ein kleines bisschen Blitz. Der Stein und Wakinyan gehören zusammen. Niemand kann das Yuwipi-Licht erklären, das durch die Dunkelheit flirrt. Auch die Wissenschaft der Weißen kann es nicht. Es ist das Werk von Tunka wasichun, der Steinekraft. Während der Zeremonie kommt manchmal ein Adler, den man nicht sehen kann, aber man kann seinen Schrei über sich hören und die Berührung durch seine Flügel spüren.«[72]

Der Magier Fools Crow, zeremonielles Oberhaupt aller Sioux, erzählt, wie eine Gruppe von Weißen seine Fähigkeiten bei der Yuwipi-Zeremonie testen wollte, um nachzuweisen, dass alles bloßer Humbug sei:

»In den letzten Jahren haben immer mehr Leute von meinen Zeremonien und meiner Heilkraft erfahren. Manche sind neugierig, und Zweifler sind gekommen, um mich zu prüfen. Ungefähr vor neun Jahren (ca. 1966) kamen vier weiße Männer und zwei weiße Frauen aus St. Louis zu meinem Haus in der Nähe von Kyle (South Dakota). Sie fragten mich, ob ich eine Yuwipi-Zeremonie durchführen könne, und obwohl mir sehr wohl klar war, dass sie das bereits wussten, antwortete ich ihnen, ich könne das. Dann sagten sie: ›Ist es dir recht, wenn wir nach Pine Ridge fahren und für fünfzig Dollar Lebensmittel kaufen und herbringen? Und wenn wir eine Krankenschwester aus dem Hospital mitbringen, würdest du für uns eine Yuwipi-Zeremonie durchführen?‹ Dann boten sie mir eine gestopfte Pfeife an, wie es ein Indianer gemacht hätte. Also nahm ich an, obwohl mir sonnenklar war, dass sie dies geplant hatten, um mich zu prüfen.

So gingen sie die Lebensmittel kaufen und die Krankenschwester holen, und als sie zurückgekehrt waren, hielt ich die Zeremonie ab. Wir entfernten alles aus unserem Haus, und es waren so viele Leute, dass sie in zwei Reihen entlang der Wände des Zimmers saßen. Es waren über vierzig, aber genau weiß ich nicht mehr, wie viele es waren.

Um zu zeigen, wie skeptisch sie waren, hatte einer sogar eine Zange und etwas Papiergeld mitgebracht. Er sagte: ›Frank, ich habe fünfundzwanzig Dollar hier, eine Zwanzig-Dollar-Note und eine Fünf-Dollar-Note. Ich werde nach draußen gehen und eine Büchse finden. In die lege ich das Geld und trete sie dann flach, bis sie verschlossen ist. Danach verstecke ich sie. Du erfährst nicht, wo sie ist. Aber wenn du uns während der Zeremonie sagen kannst, wo sie ist, gehört das Geld dir.‹ Ich erwiderte: ›Lieber wäre mir, du würdest fünfzig Dollar hineinlegen.‹ Und natürlich lachten alle darüber, denn sie waren sicher, dass ich ihnen sowieso nicht sagen könne, wo die Dose ist.

Der Bursche fand eine Dose, legte das Geld hinein, zertrampelte sie und versteckte sie dann irgendwo draußen. Vielleicht hat er sie in das Unterholz geworfen, ich weiß nicht, was er damit tat. Als ich dann in das Yuwipi-Bündel eingewickelt war und die Geister alle mit mir da drinnen waren, erzählte ich ihnen von den Zweifeln des weißen Mannes und der Dose. Ich bat sie, mir dabei zu helfen, die Stelle zu finden, an der die Dose war. Und sie antworteten; ›Möchtest du das wirklich?‹ Ich sagte: ›Ja, denn ich brauche das Geld wirklich dringend.‹ Das war alles.

Bald ließ man mich wieder aus den Umhüllungen heraus, und das Licht wurde angemacht. Dort, vor mir, auf einem Stück Tuch lag eine zerquetschte Dose.

Ich fragte den Weißen, der die Dose vorbereitet hatte, ob das dieselbe Dose sei, die er zerquetscht und weggeworfen habe. Er hob sie auf, untersuchte sie sorgfältig, zog eine Zange heraus und bog die Enden vorsichtig auseinander, und da waren die fünfundzwanzig Dollar. Er nahm die Geldscheine heraus, gab sie mir mit den Worten ›Sie gehören dir‹, während all seine Freunde mit offenem Mund ungläubig dasaßen. Ich konnte mir vorstellen, dass diese Leute jetzt nicht mehr so skeptisch sind, was meine Kräfte betrifft. (...)

Aber ich fürchte, selbst Indianer sind gegenüber unseren Zeremonien skeptisch geworden. Sie sind allzu sehr nach Art der Weißen erzogen worden. Sie glauben, sie wüssten alles, aber in Wirklichkeit wissen sie sehr wenig über die Wundertaten von Großvater Geist und andere spirituelle Dinge.«[73]

Magie der Seher

Die in der Nachkriegszeit deutschlandweit bekannt gewordene Seherin »Buchela«, eine Sintiza namens Margarethe Meerstein, äußert sich in ihrer Selbstbiografie über ihre Fähigkeit, Zukünftiges vorherzusagen. Seher seien Werkzeuge des Außerirdischen, was heiße, was sie sehe, käme nicht von ihr, es dränge aus ihr heraus. Sie könne nichts dafür, dass sie eine »Hellseherin« sei, sie habe die Gabe ohne Fürbitte bekommen, dürfe, solle und müsse sie zugunsten der anderen Menschen verwenden. Sehen sei eine angeborene Fähigkeit.

Im Übrigen sei sie nicht die einzige Seherin der Welt, aber nur eine der zwei echten in Europa. Darüber hinaus gäbe es weltweit höchstens fünfzig Menschen, die über Seherkraft verfügten, meistens seien es Männer und Frauen von Naturvölkern, in Afrika, Asien und Australien. Sie vermittelten mit ihrem Können den Lebenden eine gewisse Sicherheit.

Wenn sie sehe, gehe ihr Geist quasi aus dem Körper heraus, ein halber Trancezustand, der aber nicht mit körperlichen Schmerzen verbunden sei. Sie könne sich nicht selbst dahinein versetzen, eine Kraft, die sie nicht kenne, rufe diesen Zustand hervor.[74]

Diese interessanten Einblicke in das Selbstverständnis einer einheimischen Seherin skizzieren wichtige Attribute des Sehens, wie sie weltweit beobachtet werden können. Gleichzeitig markieren sie Unterschiede zu unseren hier vorgetragenen Exempeln:

Das bebende Zelt, *shaking tent*, ist ein Medium, das häufig aus dem nordamerikanischen Kulturkreis der Großen Seen bekannt ist. Der Schamane singt und trommelt in einem eigens errichteten Zelt, während der Trance treten seine Hilfsgeister auf, das Zelt wird durcheinandergeschüttelt. Unser Beispiel aus Ozeanien zeigt einen Priester, der durch Trance vorhersagen kann, wann die Bonito-Schwärme eintreffen. Ähnliches gilt für das Beispiel des Tscherpa, dessen Medium die Trance ist, um eine Person wiederzufinden.

Auch Singen und nächtelanges traditionelles Beten können zur spirituellen Erleuchtung führen, sodass Vorhersagen möglich werden. Direkt vergleichbar mit Buchela scheint uns der Bericht des Medizinmanns Hosteen Bejal, weil er Gedanken lesen kann und gestohlene Dinge wiederfindet. Ein Schamane der Maya auf Yucatán benötigt Samen der psychedelischen Xtabentum-Winde, um Ursachen für familiäres Unglück herauszufinden. Schließlich erfahren wir, wie Selbstopfer und Tanz zur Trance und zur visionären Vorhersage führen.

OJIBWA (NORDAMERIKA)

Die Augen-/Ohrenzeugin Eva Lips, Ethnologin und bekannte DDR-Sachbuchautorin, hat in ihrer Studie über die Reisernte der Ojibwa in Nett Lake/Minnesota westlich des Oberen Sees in Nordamerika auch die spirituelle Seite ihrer Lebensweise im Blick. John Nett Lake, späterer Hauptinformant, sagt bei ihrer ersten Begegnung: »Ich bin ein Priester wie die der Weißen. Ich kann die Menschen von innen her sehen; und wen ich sehe, durch den sehe ich hindurch.« Medizinmänner wie John Nett Lake seien »Hüter der heiligsten Traditionen und der gefährlichsten Geheimnisse« und damit Träger mysteriöser Macht«, formuliert die Forscherin. Anhand von Interviews dokumentiert sie drei Beispiele für Kräfte und Fähigkeiten von Medizinmännern.

George Strong berichtet: »Mein Stiefvater verunglückte mit seinem Kanu in der Nähe des Rainy Lake. Wir wussten, dass er tot war, konnten aber seinen Körper nicht finden. Mein Onkel war ein großer Medizinmann, und er baute für meine Mutter das ›bebende Zelt‹. Nachdem er die Geister dorthin eingeladen hatte, sagte er: ›Wir werden die Leiche gegenüber von hier am anderen Ufer finden, wo die drei großen Ahornbäume stehen.‹ Wir fuhren hin und fanden den Toten genau dort. Deshalb glaube ich an die Macht der Medizinmänner.«

Tom Tenant erzählt: »Als ich ein Kind war, waren wir am Lake Superior einmal fast Hungers gestorben. Der Reis war aufgebraucht und kein Wild zu sehen. Wir riefen vier alte Medizinmänner, um uns zu sagen, wann der Dampfer der Weißen käme, der allein uns vor dem Verhungern retten konnte. Der erste baute ein ›shaking tent‹ und sagte: ›Das Schiff wird morgen kommen‹; der zweite sagte: ›Es wird in vier Tagen kommen‹; der dritte sagte: ›Es wird bald kommen.‹ Der vierte aber war der Älteste, er war der Mann, der alles wusste. Als er mit seiner Trommel aus dem bebenden Zelt kam, sagte er: ›Morgen, genau wenn die Sonne am höchsten steht, wird der Dampfer kommen.‹ Und so war es. Es war genau um zwölf Uhr mittags, als wir den Rauch sahen. Das Schiff kam, wir waren gerettet. Seitdem verlasse ich mich in der Not nur auf die Weisheit der Medizinmänner.«

Ed Tanner sagt: »Jemand stahl über die Hälfte meines Reisvorrates. Ich ging zu John Nett Lake. Er fand nicht nur heraus, wer es war, er zwang ihn auch, ohne dass ein Wort zu dem Dieb gesprochen wurde, den Reis an mich zurückzuerstatten. Er hatte schon viel davon verbraucht und musste sich Reis borgen, um mir die gleiche Menge zurückzugeben. Aber er tat es. Denn er wusste, dass John Nett Lake ihn sonst durch Krankheit getötet hätte. Ich fragte ihn auch nichts, nahm nur den Reis. Worte waren nicht nötig. Das muss man erlebt haben, dann zweifelt man nicht mehr an der Macht der Medizinmänner.«[75]

OTTAWA (NORDAMERIKA)

John Tanner lebte von 1789 bis 1822, also mehr als dreißig Jahre, bei den Ottawa und später den Ojibwa, zunächst unfreiwillig, dann freiwillig. Als Dreizehnjähriger geraubt, brauchte es seine Zeit, bis er sich eingewöhnte, sich mit dem indianischen Leben identifizierte, und er entwickelte sich geistig und körperlich zum Indianer. Seine Lebensgeschichte gilt als wahrhaftig und ungewöhnlich aufschlussreich. Besonders eindrucksvoll sind Schilderungen sich ständig wiederholender Hungerphasen in einem Gebiet extremer Wetterbedingungen.

»Langsam begann nun das Wild rarer zu werden, und wir litten alle Hunger. Der Häuptling unserer Gruppe hieß As-sine-boi-nainse, der ›kleine Steinkocher‹. Er machte uns den Vorschlag weiterzuziehen, da diese Gegend nun ausgebeutet war. Wir setzten den Tag der Abreise fest, aber noch ehe er kam, war die Not fast unerträglich. Am Abend vor unserem Aufbruch sprach meine (Ottawa-)Mutter ausführlich von dem von uns erlittenen Unglück und von unseren Verlusten und von der dringenden Not, in der wir uns wieder einmal befanden. Ich ging wie immer in der Stunde schlafen, in der alle jüngeren Mitglieder unserer Familie sich zur Ruhe begaben, wurde aber durch lautes Singen und Beten unserer Mutter aufgeweckt, die ihre religiöse Andacht fast während der ganzen Nacht fortsetzte.

Zeitig am Morgen rief sie uns alle zusammen und ließ uns unsere Mokassins anziehen. Dann sprach sie leise mit Wa-me-gon-a-biew und sagte zu ihm: ›Mein Sohn, letzte Nacht habe ich zu Ehren des Großen Geistes gesungen und gebetet, und als ich dann eingeschlafen war, kam er in Menschengestalt zu mir und sagte: Net-no-kwa, morgen wirst du Bärenfleisch essen. Etwas entfernt von dem Pfad, den du morgen entlangreisen wirst und in der und der Richtung, die sie genau beschrieb, ist eine kleine runde Wiese mit einem dorthin führenden Weg – dort befindet sich ein Bär. Nun, mein Sohn, bitte ich dich, dorthin zu gehen, ohne jemand etwas davon zu sagen, und du wirst dort ganz bestimmt den von mir beschriebenen Bären finden.‹ Der junge Mann jedoch, der nicht gerade ernst veranlagt war und auf die Worte seiner Mutter keinen besonderen Wert legte, verließ das Zelt und sprach in Gegenwart anderer Indianer verächtlich über den Traum. ›Die alte Frau behauptet‹, so sagte er, ›dass wir heute einen Bären verspeisen würden; aber ich weiß wirklich nicht, wer ihn erlegen soll.‹ Net-no-kwa hörte das, rief ihn ins Zelt und machte ihm Vorwürfe, aber sie konnte ihn nicht veranlassen, auf die Jagd zu gehen.

Die Indianer zogen nun zu dem Platz hin, wo wir die Nacht verbringen sollten. Zuerst gingen die Männer allein voran. Alle trugen Gepäckstücke, und als wir am Lagerplatz ankamen, warfen sie ihre Bündel nieder und gingen jagen. Einige der Jungen, unter denen auch ich mich befand, begleiteten die Männer und blieben bei den Bündeln, um die Ankunft der Frauen zu erwarten. Ich hatte mein Gewehr dabei und dachte an die Unterhaltung meiner Mutter mit Wa-me-gon-a-briew über ihren Traum.

Ich entschloss mich, die von ihr beschriebene Stelle aufzusuchen, und ohne jemand von meiner Absicht etwas mitzuteilen, lud ich mein Gewehr, so wie man es für Bären lädt, und ging auf dem Wege, den wir gekommen waren, ein Stück zurück. Dort traf ich meine Tante, die mit einem der Brüder Taw-ga-we-ninnes verheiratet war. Diese Frau liebte uns nicht gerade sehr, da sie uns als eine ihrem Manne auferlegte Last betrachtete, der uns manchmal mit Nahrung versorgte, und sie hatte mich oft lächerlich gemacht. Sie fragte mich sofort, was ich hier täte und ob ich mit geladenem Gewehr etwa einige Indianer zu töten beabsichtigte. Ich gab ihr keine Antwort und dachte nur, dass ich mich jetzt an der Stelle befand, wo meine Mutter Wa-me-gon-a-biew angewiesen hatte, den Pfad zu verlassen. So bog ich ab und beachtete genauestens alle ihre Anordnungen. Endlich sah ich einen kleinen runden

Platz im Walde, der so aussah, als wäre er früher ein Tümpel gewesen. Dort gab es Gras und einige Büsche. Ich glaubte, dass dies die Wiese sei, die meine Mutter erwähnt hatte, und untersuchte sie von allen Seiten. Zwischen den Büschen war eine offene Stelle, von wo wahrscheinlich ein kleiner Bach in die Rundung einmündete; aber der Schnee war so tief, dass ich nichts Genaues unterscheiden konnte. Meine Mutter hatte außerdem noch erwähnt, dass sie, als sie in ihrem Traum den Bären sah, auch etwas Rauch wahrgenommen hatte, der vom Boden aufstieg. Ich war fest davon überzeugt, mich an der beschriebenen Stelle zu befinden.

Lange Zeit wartete ich auf den aufsteigenden Rauch, aber ich wurde endlich des Wartens müde, machte einige Schritte auf die offene Stelle zu und sank plötzlich bis zur Mitte meines Körpers in den tiefen Schnee ein. Ich kletterte ohne Mühe heraus, erinnerte mich aber plötzlich daran, dass die Indianer zuweilen vom Töten von Bären in ihren Höhlen gesprochen hatten. Vielleicht war das Loch, in das ich gefallen war, eine Bärenhöhle. Ich bückte mich und sah hinein, und da bemerkte ich den Kopf eines Bären, der auf dem Boden der Höhle lag. Ich setzte ihm die Mündung meines Gewehres zwischen die Augen und drückte ab. Sobald der Rauch sich verzogen hatte, nahm ich einen Ast und stieß ihn in die Augen und die Kopfwunde des Bären, und nachdem ich festgestellt hatte, dass er tot war, versuchte ich, ihn aus der Höhle herauszuziehen. Aber da ich dazu nicht imstande war, kehrte ich um, wobei ich der Spur folgte, die ich im Kommen gemacht hatte.

Sobald ich das Lager erreichte, wo die Frauen inzwischen die Zelte errichtet hatten, traf ich zuerst dieselbe Frau, die mich schon auf dem Hinweg verhöhnt hatte. Ihre erste Frage war: ›Hast du etwa einen Bären geschossen, da du so schnell zurückkommst und solche Eile hast?‹ Ich dachte bei mir selbst: ›Woher weißt du, dass ich einen Bären erlegt habe?‹ Aber ich ging an ihr vorüber, ohne etwas zu ihr zu sagen, und betrat das Zelt meiner Mutter. Die alte Frau sagte zu mir: ›Mein Sohn, sieh in diesen Kessel. Dort wirst du ein kleines Stück Biberfleisch finden, das ein Mann mir gestern gegeben hat, nachdem du mich am Morgen verlassen hast. Du musst aber die Hälfte für Wa-me-gon-a-biew übriglassen, der noch nicht von der Jagd zurückgekommen ist und heute noch nichts zu essen gehabt hat.‹

Ich aß das Stück Biberfleisch, und als ich es verzehrt hatte, nahm ich die Gelegenheit wahr, als sie allein stand, ging zu ihr hin und flüsterte ihr ins Ohr: ›Meine Mutter, ich habe einen Bären geschossen.‹ – ›Was sagst du, mein Sohn?‹, fragte sie. – ›Ich habe einen Bären erlegt.‹ – ›Bist du sicher, dass du ihn auch getötet hast?‹ – ›Ja!‹ – ›Ist er wirklich tot?‹ – ›Ja!‹ Sie sah mich einen Augenblick an und nahm mich dann in ihre Arme, um mich lange Zeit mit großem Ernst an sich zu drücken und zu küssen. Ich berichtete ihr dann, was meine Tante auf dem Hin- und Rückweg zu mir gesagt hatte, und als ihr Mann es bei seiner Rückkehr erfuhr, machte er ihr nicht nur die heftigsten Vorwürfe, sondern schlug sie auch, und zwar sehr heftig.

Der Bär wurde geholt, und da er der erste von mir erlegte war, wurde alles Fleisch zum Essen zubereitet, und nach der Sitte der Indianer luden wir alle Jäger der Gruppe ein, das Mahl mit uns festlich zu begehen.«[76]

NAVAJO (NORDAMERIKA)

Marietta Wetherill war die Ehefrau Richard Wetherills, des Entdeckers der Anazasi-Ruinen Mesa Verde und Chaco Canyon im Südwesten der USA. Sie leitete den regionalen Handelsposten bei den Navajos. Medizinmann Hosteen Bijal hatte sie, die perfekt Navajo sprach, in seinen Clan adoptiert. Marietta berichtet davon, wie Hosteen Bijal, ihr Adoptivvater, mehrfach behauptet habe, er könne Gedanken lesen.

»Ich testete sein Gedankenlesen, indem ich fragte, was ich gerade gedacht hätte. Er antwortete: ›Um mich reinzulegen, hast du an etwas gedacht, was ich noch nie gesehen habe. Es ist eine Art Wagen, der in der Luft fährt.‹ Tatsächlich hatte ich an die Hochbahnen in New York gedacht.

Im Handelsposten war es üblich, Silber- und Türkisschmuck der Navajo zu beleihen *(pawn)*, der an der Wand hinter der Theke an Haken so lange aufbewahrt wurde, bis die Pfandnehmer ihn wieder auslösen konnten. Da Hosteen Bijal immer wieder von seiner Fähigkeit gesprochen habe, nahmen mein Ehemann und ich uns vor, ihn noch weiter zu testen:

Eines Tages vermissten wir eine Kette mit Türkisen und eine aus Silber. Also hat mein Mann nach Hosteen Bijal geschickt und ihm die Haken gezeigt, die leer waren. Wir sagten auch, wir hätten den Laden nie unbeaufsichtigt gelassen. Darauf setzte er sich geradewegs in die Mitte des Ladens, zog seine Decke über den Kopf und summte ein kurzes Lied.

Dann stand er auf und sagte: ›Ich denke, ich weiß, wer es war.‹

›Ich hätte den Schmuck gern wieder zurück‹, sagte mein Mann.

›Möchtest du, dass ich die Person, die es war, hierherbringe?‹

›Ja, das möchte ich!‹

›Was machst du dann mit ihm?‹

›Ich werde ihn fragen, warum er uns das angetan hat, womit wir das verdient hätten!‹

›Du willst nicht die Weißen rufen, die ihn festnehmen und ins Gefängnis stecken?‹

›Nein, so was habe ich nicht vor!‹

Hosteen Bijal ging dann weg und kam nach drei Tagen mit dem Jungen und den beiden Ketten wieder. Der Medizinmann lachte und ließ sich nieder. Der Junge war ziemlich geschockt. Er war 16 oder 17 Jahre alt und konnte immer nur nach unten schauen. Mein Mann fragte: ›Warum hast du das gemacht?‹

›Ich weiß nicht‹, sagte er. ›Es tut mir furchtbar leid. Ich fühle mich krank, seit ich sie genommen habe. Ich wagte nicht, sie meinen Leuten zu zeigen. Ich habe sie immer versteckt, hatte keine Freude daran. Ich hatte Angst, sie wieder zurückzubringen, weil ich fürchtete, die Weißen würden mich ins Gefängnis stecken.‹«[77]

OWA RAHA (SALOMONINSELN, OZEANIEN)

Der renommierte österreichische Ethnologe und Sachbuchautor Hugo A. Bernatzik hat ein umfangreiches und außergewöhnliches fotodokumentiertes Werk hinterlassen. Zu seinen wichtigsten Forschungsreisen gehören jene zu den Salomoninseln der Südsee.

»Mit der Zeit lernte ich die Häuptlinge der verschiedenen Klane und die anderen Priester kennen, die von den Weißen oft verächtlich ›Zauberer‹ genannt und verdächtigt werden, ihre Untertanen zu betrügen und materiell auszunützen. Wie falsch ist doch diese Vorstellung, wie europäisch! Diese Greise sind, von seltenen Ausnahmen abgesehen, gute und edle Menschen, die felsenfest an ihre übernatürlichen Fähigkeiten glauben und alles tun, was in ihrer Macht steht, um den gläubigen Klangefährten zu helfen und sie zu beraten. Dürfen wir so sicher sein, dass sie unrecht haben? War ich doch selbst Zeuge mancher Dinge, die wir uns mit unserer Schulweisheit nicht erklären können!

Ein Eingeborener in Afrika wusste von dem Unglück seiner Familie im Augenblick ihres Geschehens, obwohl er hundert Kilometer von ihr getrennt war. Ein andermal sagte mir ein Priester meine Begegnung mit einem Beamten voraus, von der er bestimmt nichts wissen konnte. Auch auf Owa Raha spielten sich ähnliche Dinge ab.

Die Bonitofische waren mehrere Jahre lang ausgeblieben. Es sind dies die heiligen Fische, mit deren Blut die Jünglinge geweiht und feierlich in den Stamm aufgenommen werden. Ohne dieses Blut bleiben sie Namenlose, denen es verwehrt ist, die Lanze zu führen oder einen eigenen Hausstand zu gründen. Es ist daher erklärlich, dass die Eingeborenen in höchste Bestürzung gerieten, als sich keine Bonitos zeigten.

Da starb eines Tages ein besonders beliebter Häuptling. Es kam zum Begräbnis, dann zur feierlichen Beisetzung des Schädels in der Aofa [heiliges Haus]. Nun beschloss der greise Priester des Klans, die Seele des Verstorbenen um Hilfe anzurufen und um erfolgreichen Fischfang zu bitten. Er verfiel in Trance. Sein Körper zuckte, stoßweise pressten seine Lippen zwischen krampfartig zusammengebissenen Zähnen einzelne Worte hervor: Es sprach eine Stimme, von der es hieß, es sei die des Toten: ›Fahret gegen Sonnenaufgang über das Meer. Am dritten Tage werdet ihr am frühen Morgen viele Waiau (Bonitofische) sehen.‹

Es war die Zeit der Nordweststürme. Drohend hingen schwarze Wolken am Himmel, und die weite ölige Brandung kündete das Nahen eines Taifuns. Die Eingeborenen hatten wenige Stunden vorher im Hinblick auf die äußerst bedrohliche Wetterlage nicht gewagt, zum Fischfang auszufahren. Nun rissen sie ohne Zaudern die Bonitokanus aus der heiligen Aofa, jene Boote, die, da sie leicht gebaut, zwar außerordentliche Geschwindigkeit entwickeln können, aber nicht imstande sind, auch nur einem mittelschweren Seegang zu trotzen.

In aller Eile wurden die Boote bemannt, und schon ging es dahin über das dräuende Meer. Der erste Tag verging. Von den Bonitofischen war keine Spur zu erblicken. Der zweite folgte, und eine gleichmäßige Dünung schaukelte die Boote auf und ab, doch keine Möwen und Fregattvögel, diese untrüglichen Zeichen für Bonitoschwärme, tummelten sich in der Luft über dem schäumenden Wasser. Der Morgen des dritten Tages brach an. Kaum war die Sonne aufgegangen, da gerieten die Fischer in einen Schwarm von vielen Tausenden von Bonitofischen und kehrten mit übervollen Booten ohne Zwischenfall nach Owa Raha zurück.

Wie konnte der Priester wissen, wo sich mitten im Meere die Fische befanden? Wir leben im Zeitalter der Flugzeuge und Radios. Ist es so unwahrscheinlich, dass das so kunstvoll arbeitende menschliche Gehirn mehr vermag als ein Radiosender? Es besteht kein Zweifel, wir Kulturmenschen haben die Verbundenheit mit der Natur verloren.«[78]

SHERPA (HIMALAYA)

Der Ethnologe Friedrich W. Funke dokumentiert ein Beispiel für hellseherische Fähigkeiten der Sherpa-Minung.

»Im Sherpa-Dorf Yawa ereignete sich eine tragische Geschichte. Vor Jahren wanderte eine Sherpa-Familie zum indischen Darjeeling aus. Bald danach starb der Mann, die Kinder heirateten, und die übriggebliebene verarmte Frau kehrte allein in ihr Heimatdorf zurück, wo sie von entfernten Verwandten aufgenommen wurde. Doch sie litt an Depressionen und verschwand eines Tages spurlos. Die Dorfleute glaubten, dass sie ihren Verwandten lästig geworden sei. Man verlangte strenge Bestrafung der angeblich Schuldigen. Der Minung des Dorfes Yawa schaltete sich darauf ein. Er versetzte sich in Anwesenheit der Bewohner der gesamten Gegend in Trance. Dabei hatte er auf einer sauberen Steinplatte ein Feuer aus Wacholderzweigen zu entfachen. Strengste Sauberkeit des Körpers und der Kleidung ist Voraussetzung für die Tätigkeit dieses Schamanen. Selbst unsaubere Fingernägel würden seine erfolgreiche Tätigkeit behindern. Der Minung Pemba wurde von dem Pem der verschwundenen Frau besessen. Der Pem ist der nichtkörperliche Teil einer menschlichen Existenz – nicht etwa mit der christlichen Seele zu verwechseln. Dieser Pem also sprach stammelnd aus dem Mund des krampfhaft zitternden Minung und verkündete, dass die verschwundene Frau sich unversehrt irgendwo in den Bergen aufhalte, wo sie von Baumrinde und Würmern lebte. Tatsächlich tauchte die Vermisste einige Wochen später wieder im Dorf auf und bestätigte die Aussage des Minung.«[79]

MAYA (YUCATÁN, MEXIKO)

Der deutsche Altamerikanist und Ethnopharmakologe Christian Rätsch berichtet hier als Augenzeuge.

»Auf Maya heißt der Schamane schlicht *h-mènk*, ›Macher‹. In Yucatán gibt es noch viele dieser Macher. Sie sind für die Mayakultur ein wesentliches Element, Bewahrer der Traditionen. Sie können mit dem Unsichtbaren, mit Göttern und Ahnen kommunizieren und beherrschen Zaubersprüche. Die Macher führen Feldbauriten und Opferzeremonien durch, kennen die Pflanzenwelt und besonders die Heilkräuter. Sie helfen den notleidenden Menschen und können vor allem Rituale zur Divination, der Vorhersage zukünftiger Ereignisse oder zur Rückholung verlorener Seelen oder Seelenbruchstücke vollziehen.

Einmal wurde ich Zeuge einer verblüffenden Begebenheit. In einer Familie ging alles schief, die Ernte fiel schlecht aus, die Frauen des Haushalts wurden ständig krank, das Jagdglück fiel aus, dem Herrn des Hauses ging es schlecht. Die Familie kam bald darauf, dass über Haus und Hof, über Mensch und Tier ein Fluch oder ein schlechter Zauber lag. Sie vermuteten, dass die neidischen Nachbarn einen *way*, einen Zauberer, damit beauftragt hatten, einen Schadenzauber zu verhängen.

Der Schamane kam, setzte sich auf einen Stuhl, nahm mehrere Samen der psychedelischen Xtabentun-Winde zu sich. Er saß bewegungslos da und hatte die Augen geschlossen. Nach einer oder zwei Stunden öffnete er die Augen. Er sagte, dass tatsächlich ein Zauberer im

Spiel sei. Dieser habe eine kleine Holzfigur am Dach des Hauses der betroffenen Familie versteckt, die Schaden bringe. Solange diese Figur dort sei, so lange werden alle mit ›schlechtem Glück‹ befallen sein.

Der Schamane zeigte auf eine Stelle im mit Palmwedeln gedeckten Dach. Der Hausherr stieg auf einen Stuhl und untersuchte die angegebene Stelle. Tatsächlich fand er dort, verborgen zwischen den Palmwedeln, eine kleine, grob geschnitzte Holzpuppe. Der Schamane sagte, dass sie sofort verbrannt werden müsse, dann würde wieder das ›gute Glück‹ in das Haus einziehen.

Nach dem rituellen Feuer wendete sich sogleich das Schicksal der Familie, die dem Schamanen sehr dankbar war. Ich hingegen war sehr beeindruckt und versuchte gar nicht erst, die Begebenheit zu deuten. Ich beließ es bei der Deutung der Einheimischen – immerhin hatte der Schamane in Trance die Ursache der Pechsträhne entdeckt.«[80]

HUNKPAPA-SIOUX (NORDAMERIKA)

Der Historiker Robert M. Utley hat in einer umfang- und detailreichen Biografie Leben und Schicksal Sitting Bulls, des legendären und wohl berühmtesten amerikanischen Ureinwohners, rekonstruiert. Tatanka Yotankas Bedeutung für sein Volk, den Hunkpapa-Lakota/-Sioux, gründet wenige auf kriegerischen Taten als vielmehr auf seiner Rolle als »Heiliger Mann« (wicasa wakan), als Prophet und Seher. Bei einem für alle Native Americans epochalen Ereignis, der Schlacht am Little Bighorn River im Juni 1876 gegen General George Armstrong Custer, hat Sitting Bull die Niederlage des Aggressors vorhergesehen. Als wichtigste Quellen für die gesamte Biografie und die genannte Weissagung nennt Robert Utley das Archivmaterial mit Interviews von White Bull (Neffe), One Bull, Old Bull und anderen intimen Freunden Sitting Bulls. Anhand dieser Interviews rekonstruiert Utley den Kontext der Weissagung Sitting Bulls.

»Ende Mai (1876), während die Lakota am Rosebud River in der Nähe der Mündung des Greenleaf Creek kampierten, rief Sitting Bull White Bull (Neffe), Jumping Bull (Adoptivsohn) und einen Sohn von Black

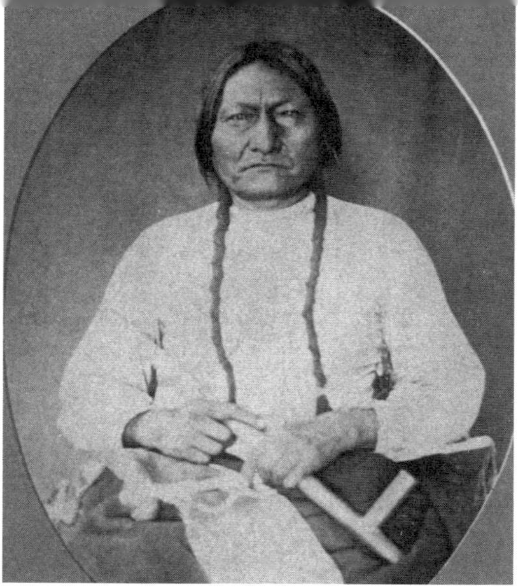

Sitting Bull

Moon zusammen. Er wollte, dass sie mit ihm auf einen Berggipfel kämen, um sein Gebet zu hören. Er trug alltägliche Kleidung, war ohne Bemalung oder Federn, mit aufgelöstem Haar. Seine Pfeife, mit Salbei umwickelt, brachte er mit. Nach einer längeren Pfeifenzeremonie, an der alle beteiligt waren, erhob sich Sitting Bull, blickte in die Nachmittagssonne und betete:

›Wakantanka, erhalte mich und erhalte alle meine Jagdtiere und sorge dafür, dass sie nahe bei meinem Volk bleiben, damit es genügend Nahrung für den Winter gibt; dass alle guten Leute auf der Erde bei Kräften sind, es ihren Völker gut geht und sie guten Mutes sind, es den Sioux-Völkern wohl ergeht. Wenn du mir das gewährst, werde ich zwei Tage und zwei Nächte sonnentanzen und einen ganzen Büffel opfern.‹

Nach der Zeremonie reinigte er sein Gesicht mit Salbei. Wieder einmal brachte er vor, was ihm besonders am Herzen lag: Friede und Fülle für sein Volk, Opfer für Wakantanka.

Wie in seinem Gebet angekündigt, organisierte Sitting Bull einen Sonnentanz. Er fand im Rosebud-Tal statt, wo sich das Dorf befand, 45 Meilen jenseits vom Yellowstone und acht Meilen unterhalb der Mündung des Muddy Creek. Die Tipis der Hunkpapa standen östlich des Rosebud, die Cheyenne auf einem Plateau westlich des Flusses. Das Lager blieb dort vom 4. bis 8. Juni. Abgesehen von einem Regentag, dauerten die Tanz-Aktivitäten während der gesamten Zeit. Der Tanz war vor allem Sache der Hunkpapa, aber Leute aus anderen Stämmen kamen, um zuzuschauen. Der Tanzkreis mit dem hoch ragenden Pfahl erhob sich vom Talboden etwa eine Viertelmeile nördlich des Hunkpapa-Campingrunds, der üblicherweise im nördlichen Teil des Dorfes lag.

Der Sonnentanz lieferte Sitting Bull eine angemessene Gelegenheit, um ein früheres Gelübde, sein Fleisch zu opfern, zu erfüllen.

Nachdem er sich in einer Schwitzhütte gereinigt hatte, betrat Sitting Bull den Tanzkreis. Die Tänzer versammelten sich, um seiner Pfeifenzeremonie beizuwohnen, dann setzte er sich mit dem Rücken gegen den Sonnentanzpfahl, streckte seine Beine aus, während seine Arme neben den Oberschenkeln auf dem Boden lagen. Büffelroben hingen vom Pfahl und umgaben ihn bis zum Boden – Geschenke für Wakantanka. Später würde er sein Versprechen, Wakantanka einen ganzen Büffel zu opfern, wahrmachen.

White Bull saß dicht dabei, während Jumping Bull die Operation vollzog. Unten an Sitting Bulls linkem Arm beginnend, führte Jumping Bull eine Ahle unter die Haut und entfernte ein Stückchen Fleisch in der Größe eines Streichholzkopfs. So arbeitete er sich nach oben, bis er dem Arm fünfzig Stücke entnommen hatte. Dann begann er mit dem rechten Arm und wiederholte den Prozess, bis die Zahl 100 erreicht war. Blut rann in Strömen, Vorboten von schmerzhaften Schwellungen, während Sitting Bull Wakantanka opferte und um Beistand flehte. Der gesamte Ritus dauerte eine halbe Stunde.

Wie in seinem Gebet gelobt, tanzte Sitting Bull. Diesmal nicht gepierct und aufgehängt, obwohl Narben auf Brust und Rücken frühere Piercings zeigten. Stattdessen tanzte er um den Pfahl, fastend und in die Sonne starrend. Nach vielen Stunden stoppte er plötzlich, und die Zuschauer glaubten, er würde ohnmächtig, aber er fiel nicht hin. Sie wussten, dass etwas Besonderes geschehen sein musste, weil er unbeweglich stand und aufwärts in die Sonne schaute. Sie kümmerten sich um ihn und legten ihn vorsichtig nieder. Einige brachten Wasser und besprengten ihn.

Als er die Augen öffnete, beschrieb Sitting Bull für Black Moon die Vision, die ihn erfasste, als er bewegungslos in die Sonne gestarrt hatte. Black Moon seinerseits berichtete alles der versammelten Menge.

Eine Stimme habe ihn gebeten, seinen Blick auf eine Erscheinung unterhalb der Sonne zu richten. Dort beobachtete er, wie Soldaten und Pferde, zahlreich wie Heuschrecken, hinunter ins Indianerdorf fielen. Sie stürzten, beides Menschen und Tiere, kopfüber hinunter, die Füße im Himmel, die Köpfe zur Erde, ihre Hüte verlierend. Auch einige Indianer sah er kopfüber nach unten fallen. ›Die Soldaten haben keine Ohren‹, hatte die Stimme angekündigt. ›Sie werden sterben, aber ihr solltet sie nicht ausrauben.‹«[81]

Sitting Bulls Vision erfüllte sich: Am 25. Juni 1876 wurden fünf Kompanien unter General Custer bis auf den letzten Mann durch vereinigte indianische Krieger vernichtet.

Magie zeremoniellen Heilens

Eines Tages verspürte ich, eigentlich ohne Anlass, starke Schmerzen in der linken Hüfte. Beim Liegen, Stehen, Bewegen, immer waren sie da. Die Beschwerden zogen sich über Tage hin, ließen nicht nach, wurden eher stärker. Ich überlegte, einen Arzt aufzusuchen. Als ich einem befreundeten Mediziner von meinen Beschwerden berichtete, praktizierte er einen bestimmten Bewegungstest mit mir und meinte, das könnte sich zu einer Nierenbeckenentzündung auswachsen.

Drei Tage später war ich bei Geistheiler Theo Bullinger, an dessen Biografie ich gerade arbeitete. Er fragte mich, wie es mir gehe. Als ich von meinen immer noch erheblichen Schmerzen erzählte, behandelte er mich sofort, legte mir die Hände eine Zeit lang auf, bewegte sie in verschiedene Richtungen. Ich spürte einen starken Wärmestrom. Und es ist kaum zu glauben, aber die Schmerzen hörten unmittelbar mit der Bewegung der heilenden Hand auf, waren wie weggeblasen. Ich versichere, danach habe ich nie wieder etwas gespürt.

In einem Kapitel »Dokumente« der Biografie von Theo Bullinger habe ich eine ganze Reihe von Patientenberichten festgehalten, die sein energetisches Heilpotenzial belegen.[82]

Die folgenden Dokumente über magisches Heilen haben einen anderen kulturellen Hintergrund und sind daher von anderer Art:

Das Beispiel von den Maori zeigt eine Heilerin, die mit traditionellen Beschwörungsformeln, mit Wasser und Rauch arbeitet.

Ein Augenzeuge unter den Apachen überliefert, wie ein Medizinmann durch intensive Beschwörung sein Wissen für den Heilprozess seiner ganzen Gruppe gewinnt.

Ein tibetischer Schamane ruft die Ahnengeister, gerät in Trance, braucht Opfergaben und treibt durch Tanzen die Krankheit aus. Der Kranke ist unmittelbar gesund.

Eine Lakota-Heilerin arrangiert ein komplexes Handlungsfeld, fällt in Trance, behandelt alle Patienten einzeln, aktiviert tierische Hilfsgeister. Die Augenzeugin wird geheilt.
Wir lernen die Persönlichkeit einer jungen Medizinfrau auf Borneo kennen. Sie tritt auch als Heilerin auf, arbeitet mit Beschwörungsformeln, verwendet eine Waffe. Nach mehrtägiger Wiederholung verschwindet die Krankheit.

Das einzige Beispiel, das auf mündlicher Überlieferung beruht, stammt von den sibirischen Jakuten. Eine scheinbar tote Frau wird durch eine Séance, eine spiritistische Sitzung des Schamanen, ins Leben zurückgeholt.

MAORI (NEUSEELAND)

Der Journalist und Reiseschriftsteller Werner G. Krug befasst sich in seinem Werk über die Südsee unter anderem ausführlich mit der Situation der Maori auf Neuseeland. In diesen Zusammenhang gehört auch sein Bericht über eine Maori-Heilerin.

»Der Sitzstreik der neun **PAKEHA**-Amazonen wurde abgelöst durch einen Maori-Prozess, den man gleichfalls im ganzen Land aufmerksam verfolgte. Vor einem Gericht in Auckland hatten sich zwei vollblütige Maoris wegen Ausübung des verbotenen Tohunga-Kultes zu verantworten. Die siebzig bis fünfundsiebzig Jahre alte Maorifrau Kaupake und der fünfundvierzig bis fünfzig Jahre alte Mere Peka waren der Zauberei und der versuchten Wunderheilung angeklagt.

TOHUNGA ist der Name für jene Maori, die vom Geiste Te Whero Wheros erfüllt sind und übernatürliche Kräfte besitzen. In ihrem Haus in Okania und in der Wohnung des zweiten Angeklagten in Otahuhu soll die Maorifrau unter Anrufung des Geistes von Te Whero und nach alten Beschwörungs- und Zauberformeln Menschen geheilt haben. Die Zauberdoktorin spritzte dabei Wasser auf den Kopf und die kranken Körperteile des Patienten, betete zu den alten Maorigöttern, blies den Kranken Rauch ins Gesicht und trieb so die Geister der Krankheit aus.

In der viele Tage dauernden Gerichtsverhandlung marschierten eine Unmenge Maoris auf, die alle bei Kaupake Heilung gesucht hatten. Es kam Erstaunliches zutage. Ein Maori, der, wie der ärztliche Befund

PAKEHA Maori-Wort für Weiße.
TOHUNGA Als Tohunga bezeichnete man Maoris aus der Schicht, die direkt von den mythischen Ahnen *(rangatira class)* abstammen. Ausgewählte unter ihnen wurden in traditionellen Lernhäusern ausgebildet, zum Beispiel in Genealogie, mündlich übertragener Geschichte, Astronomie, Erzählgut und einem breiten Repertoire an Gebeten, Beschwörungen für das Heilen von Kranken, andere mit der Fähigkeit, einen Zauberbann auszusprechen, der jemanden krank machen oder gar töten konnte.

und eine Röntgenaufnahme bewiesen, an Knochentuberkulose litt und zwölf Monate zur Behandlung in ein Krankenhaus eingewiesen werden sollte, ging vorher zu Kaupake. Als der Maori zur Aufnahme im Krankenhaus erschien, ergab eine zweite Röntgenaufnahme, dass er keine Knochentuberkulose mehr hatte.

Ebenso seltsam war der Fall des Zeugen Kinipi. Er war Berufsboxer und bekam vor zwei Jahren nach einem Boxkampf eine Gehirnblutung, die ihn auf der rechten Seite fast völlig lähmte. Eineinviertel Jahre lag er im Krankenhaus, ohne dass sein Leiden sich besserte. Als Zeuge sagte dieser Boxer in der Gerichtsverhandlung folgendermaßen aus:

›Vor neun Monaten brachte mich mein Vater zu Kaupake. Sie fragte mich, ob ich an unseren Gott glaube. Sie betete mit mir in der Maorisprache, salbte mich mit Wasser und bat mich, meinen Arm zu heben. Obwohl ich ihn bis zu diesem Augenblick nicht bewegen konnte, hob ich den Arm jetzt mühelos über den Kopf und hatte keinerlei Schmerzen dabei. Kaupake sagte dann zu mir, ich solle aufstehen und laufen. Seitdem habe ich nicht die geringsten Beschwerden mehr.‹

Und die Zauberformel, die dies alles bewirkt hat? Auch sie wurde von einer Zeugin zu Protokoll gegeben: ›Maoris zur Rechten, Pakehas zur Linken, über beiden thront der Allerhöchste. Dies heilige Wasser ist für den Allerhöchsten. Möge er deine Krankheit von dir nehmen und in die tiefe, tiefe See werfen.‹«[83]

——— APACHEN (NORDAMERIKA)

Herman Lehmann, Sohn deutscher Auswanderer nach Texas, wurde 1870, damals elfjährig, von Apachen geraubt. Er lebte zunächst vier Jahre bei den Apachen, floh später zu den Comanchen, wo er bis 1879 blieb. Bei den Apachen gehörte er der Familie seines Entführers Carnoviste. Herman entwickelt sich zu einem »echten Indianer«, der später in seiner Autobiografie seltene Einblicke in die Lebensweise seiner beiden Stämme vermittelte. Dazu gehört auch die Behandlung von Kranken durch einen Medizinmann der Apachen.

Er berichtet: »Wir zogen durch unsere alten Jagdgründe und genossen die Freiheit der Prärie. Wir überquerten den Pecos River und hatten uns auf einen Überfall im nahen Mexiko vorbereitet, als eine Seuche unter uns ausbrach. Eine große Zahl unserer Leute starb, darunter auch Carnovistes Frau. An der Begräbnisstätte gab man ihr die zwei Lieblingshunde mit sowie alle Wertgegenstände und ihren Schmuck. Alles, was ihr gehörte, wurde vernichtet. Auch ich wurde hingebracht, um mit ihr zu sterben. Die Bogen waren schon gespannt, und alles war bereit, als plötzlich ein junges Indianermädchen herbeilief und ihre Arme um mich legte, womit ich ausgenommen war. Umarmung und inständiges Bitten retteten mir das Leben. Carnovistes Frau hinterließ ein kleines Baby, auf das ich zu achten hatte. Eine freundliche Squaw betreute sie für mich.

Unser Volk starb weiterhin an der Seuche, und unser Medizinmann schien nicht damit fertigzuwerden. Doch einer der alten Medizinmänner, ein wirklich bedeutender, begab sich auf einen hohen Berg, brachte seine Gebete zum Großen Geist dar, damit er komme, ihm zu helfen, die Seuche zu bekämpfen.

Es war Winter, und trotz der Kälte blieb er die ganze Nacht auf dem Berg. Am nächsten Morgen kam er zurück und befahl, eine große Grube neben dem Fluss zu graben. Als das getan war, ließ er riesige Feuer darin anzünden und große Steine erhitzen. Die Kranken mussten sich ausziehen und wurden in luftdichten Hütten platziert, wo sie schwitzen mussten, solange sie es aushalten konnten. Als sie herauskamen, ließ ihnen die Kälte das Haar vereisen. Wir schrubbten sie mit feuchtem Gras und rauen Decken, wickelten sie in warme Büffelfelle und gaben ihnen ein starkes Getränk, ein heißer und bitterer Tee. Der wurde aus den Wurzeln einer einheimischen Pflanze gemacht, deren Name ich nicht kenne. Als die Kranken damit durch waren, mussten sich die Gesunden der gleichen Behandlung unterziehen. Dann zogen wir weiter, die Gesunden trugen die Kranken. Keiner von uns starb noch an dieser Plage.«[84]

SHERPA (HIMALAYA)

Friedrich W. Funke, Ethnologe und Spezialist für Hinterindien, war Leiter der Sherpa-Forschung (FUNH) im Himalaya. Zwischen 1961 und 1974 standen Leben und Kultur der Sherpa im Mittelpunkt. Funke schildert detailliert die Praktiken der Minung-Schamanen.

»Der Minung Mukawardha war zu einem erkrankten Bewohner des Dorfes Phuleli gerufen worden. Nach Abschluss seiner dort durchgeführten Geisterbeschwörung wanderte er mit seinem Gehilfen – das ist sein etwa zehnjähriger Sohn – in sein Heimatdorf zurück. Dabei passierte er das Hauptlager der großen Sherpa-Expedition des FUNH. Dort war der zum Stab der Hilfskräfte gehörige Sherpa Dorji aus Kharikola an der Grippe erkrankt. Dieser Mann war bereits vom Lagerarzt mehrfach mit Antibiotika behandelt worden, die bisher jedoch keine Wirkung zeigten. Da die Gefahr einer Lungenentzündung bestand, wurde der durchziehende Minung Mukawardha auf Wunsch der Sherpa-Mitarbeiter der Expedition gebeten, den Erkrankten zu behandeln.

Die schamanistische Zeremonie beginnt auf einer Yak-Weide der Alm von Phuleli, in einer Höhe von etwa 3000 Metern. Der, der bisher seine gewöhnliche Kleidung trug, die aus Sherpa-Hose und einer dunklen Jacke bestand, legt sein Schamanenkostüm an. Dies besteht aus einem langen, hellen Überrock, einer darüber getragenen dunklen und ärmellosen Weste und dem für Schamanen typischen Kopfputz. Über der Weste trägt er sechs gekreuzte Gebetsschnüre, wie sie von den sivaitischen Sadhus in Indien benutzt werden. Die Ketten bestehen aus dunkelbraunen Nüssen und hellroten Halbedelsteinen. Am Gürtel hängt eine mit Stachelschweinborsten verzierte kleine Tasche. Auf der kleinen Stoffkappe sind Glasperlenschnüre, bunte Wollfäden und ein Kranz von Hühnerfedern befestigt. Das Ganze sieht deshalb wie eine hohe Krone aus. Hinten hängen dem Minung lange Stoffstreifen und geflochtene

FUNH Forschungsunternehmen Nepal Himalaya, Gemeinschaftsunternehmen deutscher, österreichischer und Schweizer Wissenschaftler.

Wollschnüre auf den Rücken herab. Beim Tanz flattern diese Anhängsel wild herum.

Der Kranke hat sich auf Anweisung des Minung auf der Wiese niedergehockt. Der Schamane steckt einen langen Holzspeer mit der scharfen Eisenklinge vor dem Kranken in den Boden. Daneben hat sich der kleine Gehilfe niedergelassen. Er hält zwei Metallbecken in Händen, mit deren Klang er später den Schamanentanz begleitet. Der Minung hat sich jetzt ebenfalls niedergelassen und stellt mit geschlossenen Augen leise murmelnd die Verbindung zu den Ahnengeistern her. Dann ruft er mit leiser Stimme irgendwelche unbekannten Götter. Seine Worte lauten: ›Kommt herbei! Ich werde euch Hühner und Ziegen opfern! Ich bringe euch süße Speisen! Ich rufe euch auf, die Schmerzen von diesem Manne zu nehmen!‹

Nach diesem Aufruf nimmt der Dschungelgeist Kalikha von dem Minung Besitz, der noch immer am Erdboden hockt. Dann beginnt er plötzlich zu zittern und erst leise, dann immer lauter zu singen. Da dies nun die Stimme des Berg- und Waldgeistes ist, kennt der Minung auch nicht die Bedeutung seiner eigenen Worte. Dieses Stadium dauert etwa zehn Minuten an. Dann beginnt der Geist, laut und deutlich aus dem Mund des Minung zu sprechen. Er teilt jetzt mit, unter welchen Bedingungen er bereit ist, die Schmerzen von dem Kranken wegzunehmen. Seine Forderung lautet: Gebete und Tieropfer.

Dann zwingt der Geist den Schamanen zu tanzen. In einem Abstand von etwa zwei Metern tanzt der Minung zum Klang der von ihm selbst geschlagenen Trommel und der Metallbecken seines Gehilfen. Die flache Schamanentrommel ist auf beiden Seiten mit Haut bespannt, und an ihren Rändern hängen lange Wollfäden herab. Noch immer tanzt der Minung um den Kranken herum, wobei die wehenden Wollschnüre und Stoffstreifen den Eindruck erwecken, als würde der Schamane durch die Luft fliegen. Dieser Tanz ist der Beginn der Austreibung der Krankheit.

Trommel- und Beckenmusik verstummen, und der Schamane beendet den Tanz. Nun ergreift er das Turmi, den hölzernen Zauberdolch. Dies ist ein kurzes, dreischneidiges Stilett aus hartem Holz in der Form des magischen Phurbu der Lamas. Der Handgriff ist mit einem dreigesichtigen Haupt gekrönt. Nach Aussage des Minung handelt es sich um die Antlitze der hinduistischen Göttergestalten Râma, Sità und Laksmana. Obenauf aber sitzt noch ein Tigerkopf mit weit ausgesperrtem Maul. Das ist jener Tiger, der als Trabant des Dschungelgeistes Kalilkha gefürchtet wird, der aber auch den Menschen geschickt wird, um sie von Schmerzen zu befreien.

Den Zauberdolch trägt der Schamane in der linken, eine seiner Nussketten in der rechten Hand, während er sich nun hinter den Rücken des Kranken auf den Boden setzt. Daneben wird eine Essschale mit Reis- und Weizenkörnern für Kalikha aufgestellt. Abwechselnd fährt der Minung dann dem Patienten mit der Kette über den Rücken oder stößt den Zauberdolch gegen die Kehrseite des Kranken. Dabei murmelt er unverständliche Zauberformeln. Nun lässt er sich ein rohes Ei geben, das er dem Kranken mehrmals über den Rücken rollt. Immer weiter murmelt er seine magischen Formeln und bläst dazwischen über das Ei. So zieht er die Krankheit aus dem Körper des Patienten und bläst sie sogleich auch wieder aus dem Ei heraus.

Nach etwa einer halben Stunde ist die Krankenheilung beendet. Der Minung packt seine Geräte zusammen und zieht mit seinem Gehilfen davon, nachdem er die übliche Bezahlung in Form von Lebensmitteln oder Geld erhalten hat. Die von der Dschungel- und Berggöttin geforderten Opfertiere müssen so schnell wie möglich nachgeliefert werden, damit der Schamane die versprochene Opferhandlung vollziehen kann. Anderenfalls wird die Zeremonie wirkungslos bleiben, und die Schmerzen kehren zurück.

Nachdem alle Forderungen Kalikhas erfüllt wurden, war Dorji am nächsten Tag wieder völlig gesund.«[85]

LAKOTA (NORDAMERIKA)

Madonna Swan schied im Oktober 1992 dahin. Ihre Erinnerungen, Intelligenz und Wissen über die Lakota-Kultur machten sie ganz natürlich zu einer Person, die man über Heilerfrauen befragen konnte.

»An einem schneeigen späten Oktobertag bei einem Besuch in ihrem Heim in Eagle Butte, South Dakota, schienen mir ihre Gesten und Augen zu sagen: ›Fragt mich jetzt, denn ich werde nicht mehr lange hier sein.‹ Hier sind nun Teile von dem, was sie an jenem letzten Abend erzählte, den wir mit ihr verbrachten:

(...)

1958 waren wir in Kyle. Dort hörten wir von einer Frau, von der man sagte, sie sei beim Heilen von Kranken sehr gut. Ich selbst hatte Atembeschwerden. Zu einer gewissen Zeit jeden Jahres wurde daraus eine Lungenentzündung. Die Heilerin hieß Louise Kills Enemy.

1958 wurde ich wieder krank. Deshalb begab ich mich nach Kyle zu Marceline Swan, Little Shield und Mary Swan. Ich wollte mich behandeln lassen, hoffte, vom Erkältetsein befreit zu werden.

In ihrem Haus hielt sie eine Zeremonie ab. Alle Fenster und Türen wurden verdunkelt. Vier weitere Personen sollten auch behandelt werden. Ich glaube auch, dass ein junger Mann dabei war, der sich mit Fasten für eine Visionssuche vorbereitete.

Die Heilerin sagte: ›Wer auch immer euch behandelt, wird von Süden hereinkommen, also richtet euch nach Süden aus.‹ Dann begann die Zeremonie. Alle Beteiligten kamen herein, auch die Sänger, männliche Sänger, und setzten sich. Sie gab mir eine Pfeife und sagte: ›Sie, die Geister, wollen sie dir wegnehmen, lass es nicht zu.‹

Mrs. Kills Enemy saß inmitten ihres Altars. Große farbige Stäbe in Rot, Gelb, Schwarz, Weiß ergaben die vier Ecken der Ausrichtung. Der ganze Altar war von Tabakbeuteln umfasst, winzigen Tabaksäckchen an einer Lichtschnur; in der Mitte ein Sandbild. Man sicherte Tore und Fenster. Die Heilerin saß in der Mitte ihres Altars, den Kopf geneigt. Es schien, als ob sie die ganze Zeit mit jemand sprechen würde. Ich glaube, das nennt man Lowanpi.

Nachdem alle Lichter ausgeblasen waren, sangen die Sänger ein Geisterlied. Dann sagte sie: ›Zuerst wird Black-Tail-Deer hereinkommen. Er wird den Raum nach links umkreisen. Wenn er anhält und nicht komplett den Raum umkreist, ist das schlecht, dann wird einer der Patienten sterben. Wenn er den Raum voll umkreist und dann verlässt, das ist gut, dann werden alle Patienten überleben.‹ Kurz darauf kam Deer-Spirit herein, dass man die Hufe und das Schnauben hören konnte. Mrs. Kills Enemy sagte: ›Es ist gut, er hat den Kreis vollendet.‹

Sie behandelte jeden Patienten einzeln. Als ich dran war, sagte sie auf Lakota: ›Du benötigst Luft, deshalb wird ein Adler von Süden hereinkommen. Fürchte dich nicht. Du wirst den Wind, den er macht spüren; der Wind ist über dir. Wenn du das spürst, atme tief ein.‹ Kurz darauf kam dieses Wesen von Süden herein. Ich hörte es kommen, und all die Luft überströmte mich. Sie sagte in Lakota: ›Wenn immer er über dir fliegt und Wind erzeugt, versuche ihn einzuatmen.‹ Viermal kam er über mich, und jedes Mal versuchte ich einzuatmen.

Dann sagte sie: ›Nächstens wird White Owl hereinkommen. Er bringt ebenfalls viel Luft mit sich.‹ Und schon war sie da, singend, und Owl kam über mich wie vorher. Ooh, es war einfach auch zum Fürchten. Wie Adler, auch Eule kam viermal und erzeugte jedes Mal Lärm, bevor sie verschwand.

Als die Kerosin-Lampen angezündet wurden, sagte sie zu mir: ›Du wirst nie mehr krank werden. Du bist jetzt fähig, die Infektion zu bekämpfen.‹

Danach war ich diese Krankheit für immer los. Ich war geheilt. Ich glaube, die Heilerin war damals sechzig Jahre alt.«[86]

Was Madonna Swan uns hier überliefert, ist absolut einmalig in der Literatur über Lakota-Heilerinnen. Louise Kills Enemy Art des Rituals nennt man Lowanpi oder Sing. Es folgt den gleichen Mustern und Praktiken wie denen der männlichen Lowanpi-Heiler.

KENYAH (BORNEO-MALAYSIA)

Jörgen Bitsch, dänischer Reiseabenteurer und Fotograf, hat in den 1950er-Jahren Nordborneo bereist, die dortigen Volksstämme besucht und bei ihnen gelebt. Er ist fasziniert von ihrer Lebensweise und ihren kulturellen Besonderheiten. Bei den Kenyah trifft er auf eine sehr junge Medizinfrau, von der er höchst beeindruckt ist.

»Gleich einer wundervollen Bronzestatue, künstlerisch vollendet, stand das junge Weib ganz oben auf der Böschung und starrte zu mir herunter. Im Schein der sinkenden Sonne bekam die braune Haut ihres Oberkörpers einen schönen, warmen Glanz. Sie war nackt vom Kopf bis zu den Hüften, nur um den Hals hatte sie eine zweireihige Kette aus Glas-

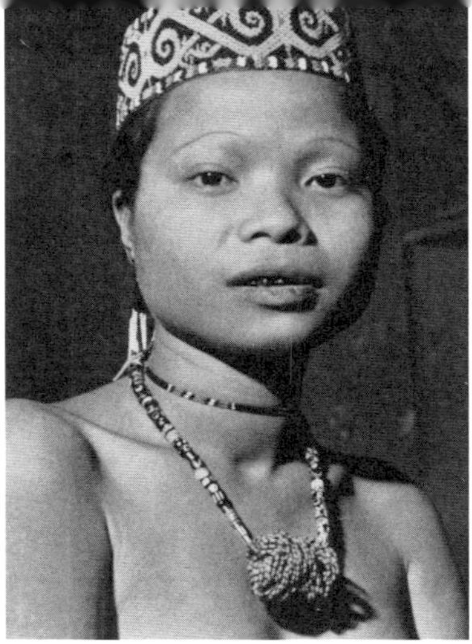

Tamapaya

perlen geschlungen. Dazu trug sie einen farbenprächtigen Sarong. Das Malerische ihrer Erscheinung wurde noch durch das Barett betont, das sie auf dem Kopf trug. Dies allein war ein kleines Kunstwerk. Unzählige Glasperlen waren in einem wunderhübschen, regelmäßigen Muster in das Strohgerippe eingewebt, das in diesen Gegenden die übliche Kopfbedeckung ist. Es verbarg vorne ihr Haar ganz, aber an den Seiten schauten einige nachtschwarze Locken hervor. Sie trug wahrscheinlich das Haar fest zurückgekämmt und in einem Knoten im Nacken zusammengefasst.

Ich wusste nicht, wie lange sie mich schon beobachtet hatte, aber ich weiß, als ich sie meinerseits entdeckt hatte, stand ich lange wie verzaubert und wandte den Blick nicht von ihr.

Es lag nicht allein daran, dass sie schön war. Schön sind die meisten Frauen des Kenyah-Stammes. Nicht daran, dass ihre Haltung etwas Königliches hatte. Auch das ist ein besonderes Merkmal gerade dieser Frauen. Aber sie hatte etwas ganz Eigenartiges an sich, eine Aura, der ich mich nicht entziehen konnte. Ich war Tamapaya begegnet, der Medizinfrau der Kenyah, ihrer Hexe, ihrer Zauberin.

Als der Häuptling über Tamapaya spricht, höre ich aufmerksam zu. Tamapaya ist neunzehn Jahre alt und eine ungewöhnlich starke Persönlichkeit. Es hatte gleichsam in der Luft gelegen, dass sie beim Tod des vorigen Medizinmanns seine Nachfolge antreten sollte. Sie hatte seine

Begabung geerbt, und schon als Kind zeigte sie sich im Besitz großer Willenskraft, dass die anderen sich nach ihr richten mussten, ob sie wollten oder nicht. Sie hatte auch von sich aus den Entschluss gefasst, Medizinfrau zu werden. Und so hatte sie die Führung übernommen, ohne dass es dabei auch nur zu den leisesten Zwistigkeiten gekommen wäre. Ihre Überlegenheit war unangreifbar, und sie hatte einen durchdringenden Blick, dass es keinem eingefallen wäre, ihr die Stellung streitig zu machen.

Ich wusste, dass bei Naturvölkern weibliche Medizinmänner eine Seltenheit sind; auf Borneo sind sie indessen nicht ganz so ungewöhnlich. Dies ist darauf zurückzuführen, dass die Frau auf dieser Insel dem Mann unbedingt gleichberechtigt ist.

Ob nun weiblich oder nicht, bei den Kenyah wie bei allen anderen primitiven Stämmen hat eine Medizinperson eine Menge an Aufgaben und eine unglaubliche Macht.

Tamapaya nimmt zu allen Zweifelsfragen Stellung. Sie entscheidet, wann man beginnen soll, den Reis zu säen, und wann man ihn ernten kann. Wird eine Fahrt flussaufwärts geplant, so wird sie um Rat gefragt. Sie ist diejenige, die gerufen wird, wenn ein Mitglied des Stammes erkrankt ist. Sie ist das Orakel, an das man sich wendet, wenn unvorhergesehene Ereignisse eintreten. Ihre Stellung in der Gemeinschaft ist stärker als die des Häuptlings.

Ich hatte ihr Eintreten in den Raum, in dem wir saßen, nicht bemerkt. Aber sie saß jetzt neben dem Häuptling, genauso plötzlich und überwältigend sich meinem Blick offenbarend wie vorher unten auf dem Steilhang. Wieder fühlte ich ihren Blick in meinem ruhen, oder ich möchte lieber sagen, sich in meine Augen bohren. Ich spürte es, diese Augen hatten eine hypnotische Macht.

Sobald sie zugegen war, hielt sie alle Zügel in der Hand. Sie war es auch, die das offizielle Willkommensritual des Stammes leitete und mir den unvermeidlichen Reiswein anbot. Ihr Blick ließ nicht von mir ab, während die anderen zu singen begannen.

Während meines Aufenthalts beim Kenyah-Stamm konnte ich meine Freundschaft mit Tamapaya dank meines Bandgerätes weiterhin befestigen. Ich nahm eines Tages die Gelegenheit wahr und ließ es laufen, während sie bei mir saß und mir in der Sprache ihres Stammes einen Haufen Dinge erzählte, die zu verstehen ich leider außerstande war. Noch am selben Tag spielte ich ihr in Gegenwart vieler Mitglieder des Stammes das Band wieder vor. Die meisten saßen da, als seien sie aus dem Mond gefallen, manche rückten unruhig hin und her, aber ich konnte nicht sehen, dass Tamapaya es sich sonderlich nahegehen ließ. Selbstverständlich fesselte es sie, was da aus dem Apparat herauskam, aber es dauerte eine Weile, bevor ihr klar wurde, dass die Stimme alles wiederholte, was sie selbst irgendwann an diesem Tag einmal gesagt hatte. Sie hatte ihre eigene Stimme nicht gleich wiedererkannt. Es ist ja eine Erfahrungssache, dass man seine eigene Stimme in der mechanischen Wiedergabe nie erkennt.

Ihre Stammesangehörigen hatten sofort begriffen, dass es Tamapayas Rede war, die sie hörten. Es bestärkte sie in dem Glauben, Tamapaya müsse eine sehr große Medizinfrau sein, eine ungewöhnlich tüchtige Hexe, wenn sie hier neben mir sitzen und sich gleichzeitig in den sonderbaren kleinen Kasten hineinzaubern könne. Ihr Ansehen stieg an diesem Abend noch um ein Beträchtliches. Sie war klug genug, so zu tun, als sei das alles selbstverständlich.

Tamapaya und ich waren Freunde. Eines Abends, als wir beide gerade wieder neue Reisweingrüße ausgetauscht hatten, wurde sie in einen Raum hinübergeholt, der vier Türen von dem des Häuptlings entfernt lag. Dort war ein Kind erkrankt.

Niemand hielt mich zurück, als ich hinter Tamapaya herging, um zuzusehen, was sie mit dem Kind anstellen würde. Als ich aber in den Raum eintreten wollte, fasste jemand erschrocken meinen Arm und zog mich zurück. Es war mir nicht gestattet, in das Zimmer einzutreten, während Tamapaya in Tätigkeit war. Nur die nächsten Angehörigen des Kindes hatten die Erlaubnis, bei der Behandlung zugegen zu sein.

Ich musste brav sein und mich damit begnügen, auf der Türschwelle sitzen zu bleiben. Diese war ziemlich hoch, um die bösen Geister am Eintreten zu hindern. Die bösen Geister der Kenyah können Türschwellen nicht leiden.

Tamapaya hatte in der Mitte des Raums, der nur durch wenige Öllampen schwach erhellt war, auf dem Fußboden Platz genommen. Sie saß eine Weile da, ohne sich zu rühren, während die Angehörigen des Kranken leise etwas murmelten, was für mich wie ein Gebet klang. Es war ihre Beschwörungsformel, die die bösen Geister, die Tamapaya nach und nach aus dem Körper des Kindes austrieb, aus dem Raum verjagen sollte.

Jetzt erhob sich Tamapaya und trat mit einem Messer in der Hand auf das Kind zu. Plötzlich schwang sie es dicht am Kopf des Kindes vorbei, schneller und immer schneller. Mir grauste, denn es sah aus, als ob das Messer gleich kleine Stückchen aus dem Kinderkörper herausschneiden würde. Aber Tamapaya hatte eine sichere Hand, und der kleine kranke Körper bekam nicht eine Schramme.

Dieses Schauspiel währte eine geraume Weile, und die Beschwörung wurde in den folgenden Tagen und Nächten wiederholt. Dann endlich waren die bösen Geister offenbar ausgetrieben. Das Kind wurde auf alle Fälle gesund, und Tamapayas Ruf als erfolgreiche Medizinfrau stieg weiterhin.«[87]

JAKUTEN (SIBIRIEN)

Der russische Forscher G. V. Ksenofontov hat in Sibirien bei Jakuten, Burjaten und Tungusen Erzählungen über Schamanen gesammelt. Dazu gehören auch »schamanistische Wundertaten«, wie die des Informanten Sacharov Juda Innokentjevitsch, aufgezeichnet am 4. März 1925.

»In alter Zeit lebte in unserem Vilulj'schen Kreis der berühmte Schamane Sysyl-Ojun, der ›Fuchsschamane‹. In einem entfernten jakutischen Kreise war die Frau eines reichen Mannes krank geworden. Ihr Mann schickte zwei reitende Diener mit drei freien Pferden am Zügel auf den Weg und bat, den berühmten Ojun herbeizubringen. Dieser lehnte es ab zu reiten und verwies statt seiner auf einen anderen Schamanen namens Tschuutschugus und sagte: ›Dieser gilt mir als mein Sohn, er ist mein Schüler. Er wird alles das auch vollbringen, was ich machen kann.‹

Tschuutschugus war einverstanden, machte sich fertig und ritt weg. Er nahm einen Begleiter mit.

Unterwegs musste der Schamane der Kritik jakutischer Mitreisender begegnen, die ihm nichts zutrauten.

(...)

Endlich gelangten sie zu dem Hause, wo die Kranke wohnte. Ihr Mann empfing den Schamanen mit folgenden Worten: ›Nun seid ihr vergeblich aus so großer Ferne gekommen und habt Zeit und Mühe verloren. Die Kranke ist bereits vor zwei Tagen verschieden.‹

Der Schamane antwortete: ›Da ist nichts zu machen. Man muss sich mit dem Geschehenen abfinden.‹

Er blieb eine Nacht da. Am nächsten Tage spricht er zu dem Hausherren: ›Ich bin aus einem entfernten Kreis hierhergekommen. Ich möchte nicht den Heimweg antreten, ohne dass ich mich bemüht, einen Versuch unternommen habe. Erlaube mir, dass ich die Séance vornehme!‹

Als die Tochter des Hausherrn die Worte des Schamanen hörte, sagte sie ärgerlich: ›Ich kenne niemanden, der mit seinen Augen einen Schamanen gesehen oder mit seinen Ohren von ihm gehört hätte, welcher mit seiner Séance einen toten Menschen hätte aufwecken können. Sie ist bereits drei Tage tot. Bist du verrückt geworden, oder bist du einfach dumm?‹

Der Vater indes hatte nichts gegen die Séance einzuwenden. Der Schamane schritt zur Séance. Sie zog sich die ganze Nacht hin. Er hielt die Hände in die Flammen des brennenden Feuers und fing an, die verstorbene Frau zu streicheln. Das tat er dreimal. Danach sog er ihr Leiden in sich hinein. Die Tote fing sogleich an zu atmen und öffnete die Augen. Der Schamane beendete die Séance und sagte: ›Wenn sie so sichtbar wieder ins Leben gekommen ist, dann wird die Sache auch vielleicht wieder zu einem guten Ende kommen.‹

In der folgenden Nacht nahm er wiederum die Séance vor. Die Kranke fühlte sich schon besser. Während der Séance wandte sich der Schamane an das verärgerte Mädchen, das ihn hatte schelten wollen: ›Mein Kind, nun fasse einmal mit den Händen an den Herdschirm!‹ Sie fasste den Schirm gehorsam an. In alter Zeit trugen die reichen Frauen sämisch-lederne kurze Hosen, die über und über mit Besatz und verschiedenen kupfernen Behangteilen verziert waren. Plötzlich sah man solch verzierte Hosen am Türbogen hängen. Wie sie ihr ausgezogen und dorthin gekommen waren, konnte das Mädchen selbst nicht sagen.

Die Kranke besserte sich so sehr, dass sie allein vor dem Herd sitzen konnte. Man brachte den Schamanen wieder zurück.

Diese Erzählung ist in unserer Gegend sehr verbreitet.«[88]

Magie des Wettermachens

Wetter zu haben wie gewünscht beziehungsweise das Wetter so zu ändern, wie man es zu brauchen glaubt, scheint zu den geheimen Träumen der Menschheit zu gehören. Deshalb klingt es ziemlich unwahrscheinlich, dass man auf magische Weise Wetter beeinflussen kann.

Bekannt sind allerdings zeremonielle Aktivitäten bei Ackerbau treibenden Völkern, in denen es vor allem um ideales Wetter für das Gedeihen der Feldfrüchte geht, zumeist um den notwendigen Regen. So erinnert sich der Hopi Don, wie man sie als Kinder und Jugendliche ermahnte, dass alle Tänze und Zeremonien allein das Ziel hätten, Regen zu erbitten. Sie dienten nicht der Unterhaltung.

Direktes Wettermachen oder Wetterbeeinflussung ist daher ein eigenes Thema. Das englische Ehepaar Rose ist durch seine parapsychologische Feldarbeit bekannt geworden, zum Beispiel in Australien. Dort hat es auch die Erfahrungen von Probanden über paranormale Ereignisse mit dem Wetter aufgeschrieben. »Wie man einen Sturm macht, ließ sich Frau Rose von einer alten Frau erzählen, die das in ihrer Jugend gesehen hatte. Ein alter Wissender und seine Gehilfen entledigten sich ihrer Kleidung. Der Himmel war wolkenlos und klar. Der Alte fing an zu singen, ein Wind kam auf und umfächelte ihn. Da sprach der Alte zu dem Wind, er solle Sturmwolken holen. Kurz darauf kamen Sturmwolken, Donner und Blitz. Und der Alte schickte das Unwetter weg zu den Leuten, die es treffen sollte. Ein anderer Informant wusste sogar zu erzählen, dass sein Großvater und ein anderer cleverman (Magier) einen herannahenden Sturm durch ihr Lied zu teilen wussten, sodass das Unwetter rechts und links an der Stadt Kilcoy/Queensland vorbeizog. Auch Lismore/Neusüdwales soll von einem braven Sturmsänger namens Jimmy McQuiltie gerettet worden sein.«[89]

Außer diesen mündlichen Überlieferungen existieren bisher nur wenige Augenzeugenberichte über direkte magische Einflussnahme auf das Wetter. Unsere Dokumente haben daher Seltenheitswert, sind aber seriös belegt.

Dass John Ford, Regisseur vieler Westernfilme, die magischen Fähigkeiten eines Navajo-Medizinmannes für optimale Bedingungen bei seinen Dreharbeiten in Monument Valley nutzte, ist sicher ungewöhnlich. Wie wir sehen können, sind jene Ereignisse vielfach bezeugt. Einer der Augenzeugen, selbst Medizinmann, liefert dazu ein eigenes Beispiel des Wettermachens, das er als Junge erlebt hat. Ein ungewöhnliches Beispiel aus Afrika wird von einem Naturwissenschaftler und Anthropologen glaubhaft geschildert. Die australischen Pintubi demonstrieren ihrem Freund und Begleiter ihre Fähigkeit, Wind zu singen.

NAVAJO (NORDAMERIKA)

Als der Western-Regisseur John Ford im Jahr 1939 eine angemessene Kulisse für seinen Film »Stagecoach« (»Ringo«) suchte, animierte ihn Harry Goulding, Inhaber des Handelspostens in Monument Valley, dorthin zu kommen. Das Denkmalstal im Grenzgebiet von Utah und Arizona ist seitdem zur klassischen Kulisse für Westernfilme geworden. Es hat John Wayne als Westernheld bekannt gemacht. Die dort lebenden Navajo-Indianer spielten im Laufe der Zeit alle anderen Indianerstämme, die die Hollywood-Drehbücher verlangten. Ihre Sprache, das Navajo, wurde zur indianischen Filmsprache schlechthin. Harry Goulding hat in seiner Autobiografie jene Gründungszeit wiedererstehen lassen. Einige Episoden beim Dreh von »Stagecoach« scheinen schier unglaublich, doch sind sie durch verschiedene Augenzeugen dokumentiert. Beim Dreh in Monument Valley war die extreme Wetterabhängigkeit ein großes Problem. Ford fragt Goulding: »Was können wir hinsichtlich des Wetters erwarten?«

»H. Goulding (es war September/Oktober): ›Ich würde etwas warme Kleidung mitbringen, denn auf Dauer ist es kühl. Aber ich habe da einen alten Indianer‹, sagte ich, ›einen Medizinmann namens Hosteen Tso, und wenn es zu trocken wird, macht er Regen. Er kennt einige Zeremonien. Deshalb sollten Sie sich keine Gedanken über das Wetter machen‹, sagte ich. ›Sie sollten mich so gegen 16.00 Uhr wissen lassen, was Sie brauchen, und er wird es richten für den nächsten Tag. Obwohl er jetzt nicht gerade hier ist, er kann es auch von weit her veranlassen.‹

Am nächsten Tag. ›Gut, sagte ich, wir können dem Medizinmann ein Rauchsignal senden, wenn Sie wissen, welches Wetter Sie möchten.‹

›Wir hätten gern einige feine theaterhafte Wolken, die am Himmel sichtbar sind.‹

›Das kann ich ihm nicht übermitteln, weil ich nicht weiß, was theaterhafte Wolken sind.‹

›Einfach hübsche, flockige Wolken.‹

›Das kriegt er hin.‹

Genauso kam's, am nächsten Tag waren die Wolken da. (…)

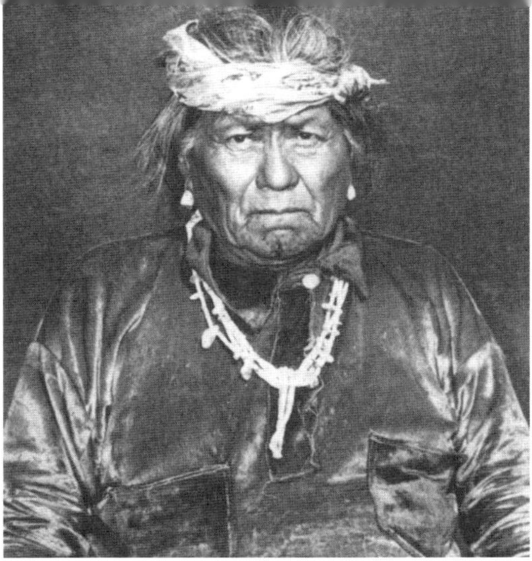

Hosteen Tso, der Wettermacher des Filmregisseurs John Ford (aus: Werner F. Bonin: Naturvölker und ihre übersinnlichen Fähigkeiten, München: Goldmann 1986)

Am Tag darauf. J. Ford wollte anderes Wetter für seine Kamerafahrten als am Tag zuvor. An einer Wegkreuzung im Valley wollte er, dass Wolken der Postkusche folgen, während die Szene in Aktion ist.

H. Goulding: ›Zu welcher Zeit möchten Sie die Wolken über dem Kreuzweg?‹, fragte ich. Er sagte es mir, und oh Donnerkeil, wenn da nicht eine verdammte Wolke erschien, eine hübsche, gut geformte Wolke kam langsam daher und warf Schatten. Alle saßen in der Postkutsche. Bei leichtem Wind schwebten die Wolken perfekt darüber hin. Sie waren genau so, wie man es erwartet hatte.

Abends kam Hosteen Tso unaufgefordert, und H. Goulding begleitet ihn zu J. Ford als Dolmetscher. Bei dieser Gelegenheit sprach der Regisseur über das Wetter, das er am nächsten Tag brauchte, was H. Goulding übersetzte. Und genauso wurde das Wetter am nächsten Tag.

Eines Tages verlangte J. Ford einen Sandsturm hier draußen, fragte, ob das möglich wäre, ob Hosteen Tso einen ›aufkochen‹ könne, während die Postkutsche unterwegs war.

H. Goulding: ›Das kann er‹, sagte ich.

Nachdem morgens gedreht worden war, saßen alle beim Essen, als der Sandsturm im Westen aus Richtung Oljeto aufzog. Die Crew musste unterbrechen, denn der Sandsturm zog bis hinunter ins alte Bachbett. Zwei Kamerafahrten waren möglich, eine dritte nicht mehr, denn der Sturm war zu heftig, hüllte alles ein.

Während der Sturm tobte, war die gesamte Zeltstadt der Filmcrew in Gefahr, vernichtet zu werden. H. Goulding forderte Hosteen Tso auf, das zu verhindern. ›Der nahm seine Gerätschaften und begab sich auf einen nahen kleinen Hügel. Dort begann er seine Rassel zu schütteln und zu singen, immerzu zu singen. Und ich will verdammt sein, wenn nicht alle Leute das beobachtet haben, denn es wäre eine böse Sache geworden, hätte der Sturm nicht in Richtung Train Rock gedreht. Tatsächlich, mein Herr, der Sturm drehte und verschonte die Zeltstadt.‹«

Shonie Holiday berichtet: »Mein Vater, Hosteen Tso, war ein bedeutender Medizinmann. Er beherrschte viele Zeremonien: Enemyway (Feindweg), Blessingway (Segensweg), Male Shooting Way (Männlicher Pfeilweg) sowie fünf verschiedene spezielle Gebete sowie Evilway (Böser Weg).

Außerdem konnte er Wolken kommen und gehen lassen für die Filme. Manchmal ließ er es regnen oder den Wind verschwinden. Manchmal ließ er beides auch herbeikommen. Es geschah einfach durch seine Gebete. Als alles vorbei war, hatten wir eine Zeremonie zu seiner Reinigung, um ihn wieder in Harmonie mit der Natur zu versetzen.

Eines Tages jagte mein Vater Eselshasen zu Pferd, als sein Sattelgurt riss. Er fiel vom Pferd und verletzte sich die Leber. Davon wurde er krank, und nicht viel später starb er. Er war über 80 Jahre alt. Manche Leute sagen, die Ursache, weshalb er starb, liege darin, dass er den Filmleuten den Regen vertrieb. Aber ich weiß sicher, er fiel vom Pferd und verletzte sich die Leber. Nie sagte er etwas über den Regen.«

Tallas Holiday (Halbbruder von Shonie) erzählt: »Hosteen Tso war auch mein Vater. Als die Filmleute hier waren, war alles bereit, um anzufangen. Doch Tag für Tag war alles stark bewölkt, die Wolken hatten sich festgesetzt. Der Filmdirektor gab meinem Vater 100 Dollar und bat ihn, die Wolken verschwinden zu lassen. Doch ich glaube, er machte Fehler dabei. Diese Art von Zeremonie ist sehr gefährlich, denn man kann die Natur nicht kontrollieren.

Jahre danach, als wir eine große Dürre hatten, beschuldigten ihn die Leute hier. ›Du bist die Ursache dafür‹, sagten sie. Nachdem die Filmleute weg waren, sagte ich, er solle eine andere Zeremonie durchführen, um die Wolken wieder zurückzuholen, was er nicht machte. Er kannte den anderen Teil der Zeremonie nicht. Und das brachte ihn um. Der erste große Regen nach langer Dürre tötete ihn. Er selbst konnte den Regen nicht zurückbringen, aber als andere Leute durch Gebete und Zeremonien den Regen zurückbrachten, hat ihm die Feuchtigkeit so zugesetzt, dass er starb. Ich sagte ihm, wenn er nicht gewusst habe, wie er den Regen zurückbringen könne, hätte er niemals damit anfangen dürfen.«[90]

Der renommierte Navajo-Medizinmann John Holiday (Little John Holiday) sagt über Big Man (Hosteen Tso), er habe den Heiligweg für Sonne und Mond gesungen: »Die Filmcrew habe ihn mit seinen Pferden verpflichtet. Deshalb opferte er für Wind, Himmel und Regen. Ganz klar, dass der nächste Tag Sonnenschein brachte und der Filmdreh weitergehen konnte. Obwohl ich nicht weiß, wo Big Man das gelernt hat, aber er war sehr kenntnisreich bei der Kontrolle des Wetters.«

Robert S. McPherson, Biograf von John Holiday, kommentiert das Thema Wetterkontrolle durch Big Man (Hosteen Tso): »Viele Leute erzählen diese Geschichte, sowohl Navajo als auch Weiße, die damals beim Film mitgearbeitet haben. Big Man wurde berühmt für seine Steuerung des Wetters, und es hieß, er sei der am höchsten bezahlte Navajo auf John Fords Gehaltsliste gewesen.«[91]

Der Augenzeuge John Holiday erinnert sich an ein frühes Erlebnis vom Wettermachen: »Als ich etwa dreizehn Jahre alt war, machten Großmutter und ich eine interessante Erfahrung. Eines Mittags besuchte uns zu Hause ein Mann namens Shepherd. Er war weiß angezogen, sein Hemd und seine Hose aus Mehlsäcken zusammengenäht. ›Genau wie du hütet er Schafe für verschiedene Haushalte‹, sagte man mir. Deshalb fragte ich, ob ich mit ihm zusammen hüten könne, doch Großmutter antwortete: ›Nein, denn es ist ein ungewöhnlicher, ein furchteinflößender Mann.‹ Sie kochte ihm blauen Maisbrei, Schaffleisch und Brot, denn er war ihr Besuch.

Sie fragte ihn: ›Mein väterlicher Großvater, kannst du eine Regen-Zeremonie für uns durchführen, damit alles wieder nass wird? Die Dürre ist kaum noch auszuhalten, so kann es nicht weitergehen. Es fehlt der Regen, alle Quellen und Wasserläufe sind ausgetrocknet, die Schafe dürsten, und die Herden sind hungrig. Bitte hilf uns. Es gibt keine Vegetation mehr und kein Wasser.‹

Großmutter wusste, er ist ein Medizinmann, deshalb schenkte sie ihm Korallen und Türkisperlen. Der Mann stimmte zu und sagte: ›Gut, das kann ich für dich machen.‹

Das Wetter damals im Mittsommer war sehr heiß. Shepherd fragte, ob es hier weißen Ton gäbe. Großmutter antwortete: ›Ja, wir benutzen ihn, um Wolle zu färben. Dort drüben am Ende des grauen Hügels findet man welchen.‹

Er ging dort hinüber und kam mit einem Eimer voll zurück, den er in unsere schattige Sommerhütte brachte. Dann fragte er Großmutter, ob ich ihm helfen könne. Als ich vom Hüten zurückkam, hatte er den Ton mit Wasser vermischt. ›Reibe mir damit den Rücken ein‹, sagte er, denn bis auf den Lendenschurz war er nackt. Also habe ich ihn hinten und er sich selbst vorne eingerieben.

So präpariert, lief er von uns weg in Richtung einer Reihe von Hügeln. Da ich neugierig war, entschied ich mich, ihm zu folgen, ohne gesehen zu werden. Er folgte einem leeren Bachbett, das zu den Hügeln führte. Dann hielt er an und setzte sich, wie ich auch. Daraufhin nahm er etwas in den Mund und heulte wie ein **COYOTE**. Er begann damit in Richtung Osten, dann nach Süden und in die verbleibenden Richtungen, am Ende dann nach oben in den Himmel. Das war alles, was er machte, und kam dann zu unserem Heim zurück. Damit er mich nicht sah, rannte ich sehr schnell bis dahin, wo der Ton war.

Dort bat er mich, ihm beim Reinigen zu helfen, bis er sich wieder angezogen hatte. ›Also‹, sagte er, ›es wird ziemlich bald geschehen.‹ Ich wunderte mich darüber, was er meinte, denn am Himmel waren keine Wolken, und es war zu heiß.

COYOTE In der Navajo-Mythologie hat Coyote, der Trickster, übernatürliche Kräfte. Durch die Macht seiner Gebete kann er das Land fluten.

›Es wird in Kürze sehr viel Regen geben, mein Enkel‹, sagte er, stand auf ging zu seinem Heim in Richtung Dennehotso. Nach kurzer Zeit sahen wir, wie sich Wolken am Himmel sammelten, und ohne Warnung goss Regen und Hagel hernieder. Überall war plötzlich Wasser so hoch wie die Salbeibüsche.

Unsere Vorfahren waren sehr kenntnisreich in heiligen Handlungen, doch niemand redete darüber. Das alles geschah, als ich noch ein Junge war, und ich erinnere es noch genau. Es ist ein lebendiges Stück meiner Erinnerungen bis heute.«[92]

BOMBU (ZENTRALAFRIKA)

Paul Julien, holländischer Chemiker und Anthropologe, ist im zentralafrikanischen Dschungel im Flussgebiet des Sanga, eines nördlichen Nebenflusses des Kongo, unterwegs. Ziel seiner Expedition ist die Erforschung der Blutgruppen der dortigen Bevölkerung und die Verbreitung der Tsetse-Fliege. Seine mehr als sechzig Träger umfassende Karawane leidet unter den häufigen und schweren Regenfällen in dieser dem Äquator nahen Region.

»Wir waren bereits wieder mehrere Tage unterwegs und wollten gegen Abend den Sumpf Beba Kolungu erreichen, als ich entdeckte, was Buka in meiner Karawane eigentlich machte. Als wir an jenem Morgen aufbrachen, war der Himmel finster und grau. Jeden Augenblick konnte es regnen, und ich traf Vorsorge, das Gepäck so gut wie möglich zu schützen. Bevor die Träger loszogen, kontrollierte ich einen nach dem anderen, ob sie auch die ihnen anvertrauten Gepäckstücke, so wie es ihnen befohlen war, mit Segeltuch wasserdicht verpackt hätten. Bei zwölf Trägern war das Gepäck nicht in Ordnung, und das Verpacken nahm sehr viel Zeit in Anspruch. Boma, mein Karawanenführer, war mit einem Teil der Männer vorausgegangen. Da ich aber zurückgeblieben war, kehrte er um und fand uns mit dem Nachprüfen der Verpackung beschäftigt.

›Doktor‹, sagte er, ›das brauchen Sie nicht zu tun. Heute gibt es keinen Regen.‹

Ich lächelte und fuhr fort, ein Stück nach dem anderen nachzusehen.

›Woher willst du wissen, dass es nicht regnet, Boma? Guck einmal nach den Wolken, dann wirst du schon anderer Meinung sein.‹

›Es wird heute nicht regnen, denn Buka wird auch heute noch den Regen nicht fallen lassen.‹

Überrascht sah ich auf. ›Was wird Buka tun?‹

›Er hat eine Medizin gegen den Regen‹, lautete die Antwort. ›Haben Sie nicht bemerkt, dass es tagsüber nie geregnet hat, seit er sich bei der Karawane aufhält? Das macht Buka.‹

Und mein Erstaunen bemerkend, fügte er hinzu: ›Das tut er immer. Dafür ist er hier.‹

›Ist denn Buka deswegen mitgekommen?‹

›Ja, Doktor‹, gab er zur Antwort. ›Deshalb habe ich ihn mitgenommen. Er hat eine starke Medizin gegen den Regen. Nachts kann er ihn nicht aufhalten, aber wohl am Tage.‹

Ich war sprachlos. Es war schon richtig, dass es in der ganzen Zeit, seit der alte Mann mit dem listigen, stolzen Gesicht mit uns reiste, nicht geregnet hatte, aber zugleich fiel mir ein, dass man mir von dem Zweck seiner Anwesenheit nie etwas gesagt hatte.

›Was ist das für eine Medizin?‹, fragte ich.

›Ich weiß nicht‹, sagte Boma ausweichend. ›Buka spricht nicht darüber, aber Sie haben gesehen, dass es ein gutes und starkes Mittel ist. Er hat es schon mehrere Male für mich getan.‹

›Deshalb reist Buka so ohne Weiteres wochenlang mit? Wer zahlt ihn dafür?‹ Ich kannte meine schwarzen Freunde zu gut, um nicht zu wissen, dass Buka seine Dienste nicht umsonst erwies. Boma zögerte. ›Ich bezahle ihn. Ich habe ihn angestellt und gebe ihm dafür ein Geschenk, denn ich will nicht, dass es regnet, wenn wir im Wald sind.‹ Aber trotz dieser Versicherung war ich nicht überzeugt, dass der Regenbeschwörer wirklich von Boma bezahlt wurde. Ich fragte vorsichtig weiter und kam endlich dahinter, dass Bukas Regenzauber eigentlich von den Trägern bezahlt wurde.

Boma hatte den Mann, der im ganzen Land für seine Kunst bekannt war, gemietet. Die Träger, die fest an seine Macht glaubten, waren leicht zu bewegen, einen Teil ihres Lohnes an den Regenbeschwörer abzutreten, um dadurch von den Qualen verschont zu bleiben, die ein ewig niederströmender Regen ihnen auf dem langen Zug durch unbewohntes Buschgebiet bescheren konnte. Wie groß dieser Anteil war, konnte ich nicht herausbekommen. Boma tat, als ob er es selbst nicht wüsste, aber schnell rechnete ich mir aus, dass selbst dann, wenn er nur den vierten Teil des Trägerlohnes erhielt, und ich vermutete, dass es wesentlich mehr war, Buka bei der Größe der Karawane für seine Bemühungen reichlich belohnt wurde. Alles in allem erhielt er einen beträchtlichen Teil des von mir ausgezahlten Trägerlohnes, und das erklärte vollends, wieso der Mann eigene Diener halten und in sichtlichem Wohlstand leben konnte. Jetzt begriff ich auch, dass Buka keinerlei Veranlassung hatte, mich über den Grund seiner Anwesenheit in meiner Karawane zu unterrichten. Die Träger bezahlten ihn für seine Bemühungen, und es lag in ihrem Interesse, dass ich so wenig wie möglich davon bemerkte.

›Aber‹, fragte ich Boma, ›was geschieht, wenn einer der Träger nicht bezahlen will?‹

Wieder zögerte mein schlauer Karawanenführer. ›Dann‹, sagte er langsam, ›zahlen die anderen für ihn. Wenn sie nicht alle bezahlen, lässt Buka den Regen kommen, und sie laufen wochenlang durch die Nässe und werden krank.‹

Nun war mir alles klar. Die Leute mussten wohl oder übel bezahlen, denn fürs Erste war ihnen daran gelegen, auf dem einsamen Weg durch den Wald gutes, trockenes Wetter zu haben. Es waren mühevolle Tage und für die Träger waren sie besonders schwer, wenn sie es am Abend nicht warm und trocken haben konnten und stundenlang fröstelten. Außerdem hatte Buka sie ganz in seiner Hand. Wenn sie sich widersetzten, konnte er die Schleusen des Himmels öffnen und Rache an ihnen nehmen, soviel er wollte.

Ich beschloss, den Mann im Auge zu behalten. An jenem Tag konnten wir unser Lager erst spätabends aufschlagen. Auf einmal fiel mir ein, dass trotz der drohenden Wolken kein Regen gefallen war. Kaum standen unsere Hütten in der Dämmerung der schnell hereinbrechenden Nacht, als ein eigentümliches Sausen und Rauschen, ein unsagbar schwermütiger Klang über den Baumkronen näher kam. Dicke Tropfen fielen aus dem Laub, Vögel, die im Zwielicht schnell weghuschten, schrien hoch in den Bäumen. Windstöße, wie sie am Äquator stets die Regenschauer begleiten, wirbelten die abgerissenen Blätter vor sich her, und das Laubdach meiner Hütte, die auf einer ziemlich offenen Stelle stand, fing an, im kalten Nachtwind zu rauschen. Dann brach der Regen los. Brausend wie die Stromschnellen eines Wildbaches, der sich plötzlich von seiner Eisdecke befreite, fegte das Unwetter über den Wald. (…)

Ein nasser Morgen brach an. Während ich mich rasierte, erschien Boma vor meiner Hütte.

›Morgen, Boma, nicht nass geworden heute Nacht?‹

›Nein, Doktor, aber wir werden heute den ganzen Tag Regen haben. Buka ist weg. Er ist heute Morgen, lange bevor es hell wurde, fortgezogen. Gestern Abend, als Sie schon schliefen, hat er mit den Trägern Streit gehabt. Die Leute haben ihn beleidigt, und nun ist er böse fortgegangen, und wir werden den ganzen Tag Regen haben, denn heute wird Buka den Regen natürlich nicht zurückhalten.‹

Ich bin nicht im Geringsten abergläubisch. Ich dachte keinen Augenblick daran, mir vorzustellen, der alte Mann könne wirklich den Regen beschwören, aber ich erinnere mich, dass mich doch ein unangenehmes Gefühl überkam. Beinahe wünschte ich, Buka wäre nicht fortgegangen. Ich wäre imstande gewesen, ihn zurückzurufen, hätte ich ihn erreichen können, so sehr war mir das Elend eines verregneten Tages im Busch zuwider. Aber Buka war und blieb verschwunden.

Schließlich brachen wir auf. Und der Regen kam. Es goss den ganzen Morgen. Die Träger zogen ihre Hemden und Röcke aus, und das niederprasselnde Wasser spritzte um ihre Schultern. Gegen Mittag ließ der Regen nach, aber später setzte er wieder ein, und durchnässt und niedergeschlagen bezogen wir am Abend unser neues Lager.

Zu meinem Erstaunen traf Buka hier einige Zeit später ebenfalls ein. Eine große, von seinen Leuten erbaute Blätterhütte stand schon für ihn bereit. Der Abend blieb trocken, und ich benutzte die Gelegenheit, den merkwürdigen Mann kennenzulernen. Nach dem Abendessen ging ich zu Bukas Hütte. Ich hatte den Eindruck, dass der Mann mich bereits erwartete, sein Gesicht zeigte wenigstens keine Spur von Überraschung. Ich gab ihm Tabak, den er dankend annahm, und begann mit ihm ein Gespräch über das Ziel seiner Reise. Der störrische Spitzbart wurde gesprächiger, als ich erwartet hatte. Er erzählte mir, dass er zu den Bombu gehörte und auf dem Weg nach Dungu sei. Vorsichtig brachte ich das Gespräch auf seine Regenmedizin. Er gab zu, eine zu besitzen, vermied es aber, näher auf die Sache einzugehen. Ich blieb jedoch dabei und sagte ihm rundheraus, dass ich die Medizin gerne sehen möchte. Ich hatte den Eindruck, dass meine Frage ihm sehr unangenehm war und dass ihm dabei unbehaglich zumute wurde. Er zögerte und antwortete, es sei unmöglich, denn die Medizin verliere ihre Kraft, wenn ein anderer sie sehe. Dann würde der Regen noch heftiger, und wir müssten alle krank werden. Als ich aber mehr und mehr in ihn drang und sogar auf Geld anspielte, veränderte er seine Taktik. Er gab zu, er habe die Medizin wohl besessen, aber er hätte sie jetzt nicht mehr. Die Beleidigungen der Träger hätten ihn so geärgert, dass er die Medizin in den Busch geworfen hätte. Er müsse eine neue machen, aber das könne nur in seinem Dorf geschehen.

›Aber‹, fragte ich noch, ›von wem hast du gelernt, die Medizin zu machen?‹

Als Antwort streifte Buka seinen Ärmel hoch zeigte mir seinen linken Arm. Er war verkümmert und knochenmager, seine Hand war ebenfalls verstümmelt und hatte nur drei Finger.

›Das hat der Blitz getan‹, sagte Buka. ›Als ich noch ein junger Mann war und auf dem Feld arbeitete, fiel plötzlich der Blitz auf mich und schlug mich tot. Als ich wieder lebendig wurde, war mein Arm lahm und zwei Finger verbrannt. Da habe ich mir eine Medizin gegen den Blitz gemacht, und mit ihr kann ich auch den Regen abhalten.‹

Nachtrag: Kurz darauf kamen Träger, die vom Expeditionsleiter Vorschuss verlangten, um Buka für die restlichen Tage zu bezahlen. Als er das Geld hatte, verschwand er für immer, aber die letzten Tage blieben ohne Regen: »Zu seiner Ehre muss ich aber berichten, dass es während der beiden letzten Tage unseres Marsches zum Motaba eigentlich nicht mehr geregnet hat. Als der Fluss in Sicht kam, brannte die Sonne von einem wolkenlosen Himmel hernieder auf den heißen dampfenden Busch.«[93]

PINTUBI (ABORIGINES, AUSTRALIEN)

Der aus Österreich stammende Fotograf, Filmemacher und Reiseschriftsteller Bruno Scrobogna hat über einen Zeitraum von zehn Jahren immer wieder bei dem Aborigine-Volk der Pintubi gelebt. 1956 sind die Pintubi erstmals Weißen begegnet, was weltweit großes Aufsehen erregte. Es bestand großes Interesse daran, die Entwicklung dieses »Steinzeitvolkes« zu begleiten und zu dokumentieren. Scrobogna hat dazu wichtige Beiträge geliefert. Sein Gewährsmann bei den Pintubi hieß Nosepeg. Interessant an der folgenden Episode ist, dass die Pintubi ohne besonderen Anlass Wind herbeisingen. Es scheint, als wollten sie ihrem weißen Begleiter ihre geheimen Fähigkeiten demonstrieren.

»Wir entzündeten ein Feuer und legten die erbeuteten Tiere in die Glut. Mit dem Fett der Emus rieben sich meine Pintubi-Freunde Brust, Arme und Gesicht ein. ›Es macht die Haut weich‹, erklärte mir Nosepeg. Das Innere des Dünndarms, eine grünliche, unappetitliche, halbvergorene Grasmasse, wurde von allen außer mir gegessen, eine Vitaminquelle der besonderen Art.

Anschließend kam Laink auf mich zu. Er blieb vor mir stehen, und ohne mich direkt anzusehen, sagte er: ›Wir werden Wind träumen … das ist gefährlich. Es ist besser, du bleibst hier beim Auto.‹ Ich blickte mich um, doch es war nichts Ungewöhnliches zu sehen – nur ein paar Wölkchen am abendlichen Himmel. Offensichtlich wollten mir meine Freunde beweisen, dass es Dinge gab, von denen ich als Weißer keine Ahnung hatte.

Die Pintubi saßen jetzt außerhalb des Feuers eng zusammen und kauten an ihrem MINGULPA. Dann begannen sie zu singen. Zuerst monoton, dann langsam mit auf- und abschwellender Lautstärke. Die Worte waren überliefert aus dunkelster Vorzeit. Die roten Felswände um uns

MINGULPA Pflanze mit stark halluzinatorischer Wirkung; durch Mischen mit Holzasche wird ein Großteil des Giftes neutralisiert, und das Ganze wirkt dann tranceartig.

herum wirkten wie ein Resonanzkasten. Das Singen verstärkte sich, und die Luft schien zu erzittern. Während ich diese Zeilen schreibe, erinnere ich mich wieder genau an meine Empfindungen damals, und jenes leichte Erschauern, das ich in dieser Situation empfunden hatte, kehrte zurück.

An die dreißig, vierzig Minuten waren schon vergangen. Ich hatte mich bereits an den rhythmischen, vibrierenden Gesang gewöhnt und war auf nichts Außergewöhnliches mehr gefasst. Wahrscheinlich, sagte ich mir, entstehen alle diese übernatürlichen Vorstellungen der Eingeborenen durch den Einfluss dieser Naturdroge Mingulpa. Am Boden sitzend, las ich eine zehn Tage alte Zeitung aus Alice Springs: Die Rinderpreise hatten einen absoluten Tiefpunkt erreicht; ein gewisser Dr. Patterson wurde aufgefordert, von seinem Posten zurückzutreten, man warf ihm vor … ich blätterte um, denn ich wollte sehen, was man ihm vorwarf, und blickte dabei kurz zu meinen noch immer singenden Freunden hinüber.

In diesem Augenblick riss mir ein Windstoß die Zeitung aus der Hand … Ein Aluminiumtopf rutschte von der Kühlerhaube und rollte den Zeitungsblättern hinterher. Für Sekunden war ich wie gelähmt. Der Wind wurde stärker, Grasbüschel vor sich hertreibend, ein leerer Benzinkanister fiel um und traf dumpf tönend einen Stein. Ich saß wie versteinert, in meinem Gehirn gingen die Gedanken wild durcheinander: Es musste ein Zufall sein – das war alles, was ich denken konnte. Ich sah zur Gruppe hin, die unentwegt weitersang. Der Wind, der sich inzwischen noch verstärkt hatte, blies über uns hinweg … Nosepeg kam auf mich zu, mit einer Hand seinen Hut festhaltend, und im Heulen des Sturmes schrie er mir zu, dass sie nun den Wind wieder zurücksingen würden. Der Tonfall ihres Singsangs änderte sich, und innerhalb weniger Minuten war alles wie vorher. Stille …

Der alte Tschankatta hustete … Sie hatten sich wieder ums Feuer gesetzt und blickten in die Flammen.

War alles nur eine Sinnestäuschung gewesen? Dagegen sprachen die vielen vom Wind zerstreuten Dinge, die ich nun einzusammeln begann. Vielleicht wussten die in Naturphänomenen erfahrenen Eingeborenen, dass um diese Tageszeit in dieser Gegend kurze, heftige Windböen auftreten? Ein Blick in ihre Richtung überzeugte mich, dass sie mit diesen religiösen Dingen wohl kaum Spaß trieben. Sie hatten ihre Köpfe gesenkt und blickten ungewöhnlich ernst und auch erschöpft, wie mir schien. Einige hatten sich zurückfallen lassen und starrten in den nun schnell dunkler werdenden Himmel. Ich setze mich zu ihnen und verteilte Kautabak, den sie gerne mochten. Sie nahmen ihn an, ohne eine Spur ihres sonst üblichen freundlichen Lächelns zu zeigen. Meine Versuche, ein Gespräch in Gang zu bringen, scheiterten an ihrer Wortkargheit.

Ich hatte einen Blick in die geheime Welt der Pintubi getan und war doch keiner der Ihren.«[94]

EPILOG: DAS RÄTSEL UM »EINE ANDERE WIRKLICHKEIT«

Als ich mich im Jahre 2006 darauf einließ, die Biografie eines Geistheilers zu schreiben, erlebte ich etwas Unerwartetes, von dem ich geglaubt hatte, dass es nicht möglich sein könnte.

In der Phase des Kennenlernens erzählte ich meinem Kandidaten von einem Schulfreund, der nach einer Prostata-OP weiterhin an Nachwirkungen litt. Ich hatte dazu keinen Auftrag, nannte auch keinen Namen und nicht den Wohnort. Es war gegen 19.00 Uhr, und ich befand mich bereits fast auf dem Weg nach Hause. Moment, er könne schon jetzt etwas für diesen Freund tun, antwortete mir mein Heiler. Er stand mitten im Raum, stellte sich in Position, konzentrierte sich nach innen, machte energische Bewegungen mit den Händen und gab zischende Laute von sich. Dann forderte er mich auf, ich solle meinen Freund anrufen und fragen, ob er um diese Zeit Hitze gespürt hätte.

Als ich danach zu Hause war, erzählte ich meiner Frau davon, und beide waren wir skeptisch, ob ich wirklich anrufen sollte. Ich wartete eine Zeit lang und rief schließlich gegen 21.00 Uhr doch an. Ich wolle ihn etwas Ungewöhnliches fragen, sagte ich meinem Schulfreund, wie es ihm denn vor etwa zwei Stunden ergangen sei. Bereitwillig antwortet er, das wisse er noch genau, er sei zu seiner Frau in den Garten gegangen und habe sich beklagt, dass es ihm plötzlich so heiß geworden sei. Die habe noch gemeint, er habe doch mittags Tee getrunken und er solle seine Weste ausziehen.[95]

Dass mein Heilerkandidat sich über die Verifizierung seiner Fernbehandlung nicht gewundert hat, versteht sich. Er wusste ja, was er kann. Für mich selbst war es eine unerwartete Bestätigung für die Arbeit an dem Buchprojekt und ein Blick in wenig bekanntes Terrain, ja eigentlich in eine andere Wirklichkeit. Doch bei dieser persönlichen Erfahrung konnte ich es nicht belassen, meine forscherische Verpflichtung verlangte nach einem mehrperspektivischen Zugang. Neben dem Bild, das ich mir selbst machte, organisierte ich vier Interviews mit Augenzeugen (Sohn: Physiotherapeut und Osteopath; Ehefrau) und zwei Bekannten (Diplom-Sozialpädagoge, Geschäftsfrau) sowie fünfzehn Patientenberichte (Dokumente) über Theo Bullingers Heilertätigkeit. Dadurch eröffnete sich eine außerordentliche Vielfalt an Einblicken in magische Handlungen und Ereignisse, etwa seine Fähigkeit, Dinge vorherzusehen, ohne dass er danach gefragt wurde, also eine Art Sehergabe, wie wir sie auch in diesem Buch präsentieren. Insgesamt wurde deutlich, dass sich auch bei uns Magisches ereignet, ja allgegenwärtig ist, obwohl wir uns in der Öffentlichkeit gern rational und wissenschaftlich sehen.

Ein besonders tragisches Beispiel, das in den Siebzigerjahren weltweit Aufsehen erregte, ist die Lebens- und Leidensgeschichte der Pädagogikstudentin Anneliese Michel, bekannt als Fall Klingenberg. Die streng katholisch erzogene junge Frau war sich ganz sicher, sie sei von Dämonen besessen, nachdem sie fünf massive Anfälle erlitten hatte (1968, 1969, zweimal 1970, 1972) mit erschreckender Vokalisation. Die konsultierten Ärzte/Psychiater waren nicht davon abzubringen, es handle sich um einen Fall von Epilepsie und um eine Psychose. Entsprechende stark wirkende antikonvulsive Medikamente (Zentropil, Aolept-Tropfen) wurden verschrieben, später noch Tegretal, die die Anfälle nicht verhinderten, sondern schwere Depressionen auslösten. Alle Versuche, sie in eine psychiatrische Klinik einzuweisen, lehnte Anneliese ab, fürchtete zu Recht Elektroschocks, Zwangsernährung, weitere Psychopharmaka. Als sich keine Besserung einstellte, erlaubte der zuständige Bischof, bei Anneliese den katholischen Exorzismus durch zwei Priester zu praktizieren. Als Anneliese Michel schließlich im Alter von knapp 24 Jahren starb, wurden beide Priester und die Eltern wegen fahrlässiger Tötung verklagt und verurteilt. Der Exorzismus hätte zum Tod Annelieses beigetragen.

Die deutsch-amerikanische Anthropologin Felicitas Goodman, Spezialistin für transkulturelle Religionsforschung, erfuhr über eine amerikanische Zeitschrift von diesem Fall. Sie besorgte sich Gerichtsakten, Dokumente, die vollständigen Tonbandprotokolle aller exorzistischen Sitzungen und kam nach Deutschland. In einer bemerkenswert fundierten Publikation rekonstruiert Goodman Anneliese Michels Leben, Leiden und Sterben.[96]

Auf der Basis ihrer weltweit praktizierten Feldforschung weiß Goodman von einer allen Menschen angeborenen Fähigkeit, religiöse Ausnahmezustände, religiöse Trancen zu erleben, was als Zugang zu einer anderen Wirklichkeit zu verstehen ist. »Überempfindliche« besitzen diese Fähigkeit in hohem Maße. Anneliese Michel war eine solche Persönlichkeit. Deshalb war es für sie verhängnisvoll, dass man ihren Zustand als Geisteskrankheit diagnostizierte und behandelte. Für Goodman ist der Exorzismus im katholischen Umfeld das angemessene religiöse Ritual, um in dialogischer Anwendung von Gebeten einen religiösen Ausnahmezustand zu heilen. Auf diese Weise ist ein Zugang zur anderen Wirklichkeit der religiösen Trance möglich.

Goodman vergleicht sie unter anderem mit dem bereits erwähnten Oglala-Sioux Black Elk. Schon im Alter von fünf Jahren rief ihn eine Stimme, ein andermal sprach ein Adler zu ihm, sagte ihm, dass man ihn rufe. Als er neun war, schwollen ihm Arme und Beine stark an, sein Gesicht war gedunsen. Ohnmächtig lag er zwölf Tage scheinbar leblos im Zelt seiner Eltern. Sie hielten ihn für tot. Während dieser Zeit hatte er eine übermächtige und vielgestaltige Vision, die ihn zeitlebens prägte, ja gefangen hielt.

Mit neunzehn Jahren leitete er aus den Erfahrungen dieser Vision seine frühe Heilertätigkeit ab. Selbst als er mit Buffalo Bills Wildwest-Show in Europa war, ereilte ihn erneut eine Vision. Drei Tage lag er ohnmächtig bei einer befreundeten Familie in Paris. Auch jetzt glaubte man ihn für tot. In seiner Vision kehrte er nach Hause zurück, wo er sein Volk und seine Mutter sehen konnte. Buffalo Bill organisierte und bezahlte Black Elks frühzeitige Rückkehr. Zu Hause bestätigte die Mutter, gleichzeitig ihren Sohn als Erscheinung gesehen zu haben.

Im Alter führte ihn die Botschaft seiner Vision dazu, sie im Beisein zeugnisgebender Freunde als Vermächtnis der Nachwelt zu überliefern, obwohl man ihn zum Katholizismus gezwungen hatte. Eingeborene nennen die publizierte Version dieses visuellen Erbes die Bibel der Lakota.[97]

Dieses Beispiel aus einer kulturell fremden Lebenswelt und einer entsprechend eigenen anderen Wirklichkeit verifiziert die Annahme einer generell vorhandenen Fähigkeit, religiöse Ausnahmezustände zu erleben. Es belegt ebenso extreme Empfänglichkeit, wie sie Hochsensible überkommen kann.

Es sei ohne Weiteres möglich, dass Annelieses Anfälle von dieser »schamanischen« Art waren. »Sie beschrieb diese vor allem als furchtbaren Druck, der mit einer Lähmung der Gliedmaßen einherging; solange dieser Druck anhielt, konnte sie nicht um Hilfe rufen (...) Anneliese fing an, Fratzen zu sehen, jene teuflischen, dämonischen Gesichter, die sie so ängstigten. Dieses Sehen, dies Erschauen einer anderen Wirklichkeit innerhalb, neben oder jenseits der gewöhnlichen, wandelt sich für Überempfindliche in einen Zustand, in eine Art Gefangenschaft, aus der er sich nicht befreien kann. Es ist, als könne das Gehirn nach der enormen Entladung der Anfälle nicht zum Alltäglichen zurückfinden. Wie ja auch Anneliese bemerkte: ›Dies ist keine Depression, dies ist ein Zustand!‹«

Dass die Erlebnisinhalte eines religiösen Ausnahmezustands wie bei Anneliese dramatisch negativ sind, komme selten vor. Sehr viel häufiger zeigten sie sich als Euphorie. Eine negative Ausprägung könnte etwa in einem Fluch begründet sein. Tatsächlich habe der Exorzismus in weiten Teilen Annelieses Zustand verbessert. »Bei Anneliese ist festzustellen, dass sich die Heilwirkung des Rituals ganz allmählich vollzog. So erscheint die Gottesmutter zunächst nur indirekt. Man weiß, dass sie anwesend ist, weil die Dämonen es zugeben. Zwei Wochen später fangen die göttlichen Wesen der katholischen anderen Wirklichkeit an, sich mit Anneliese persönlich in Verbindung zu setzen. Und sie darf nun sogar hoffen, dass die quälendste und beharrlichste Nebenerscheinung des Ausnahmezustandes, nämlich die Fratzen, verschwinden werden, denn die Gottesmutter verspricht ihr, dass sie Visionen Platz machen würden. Auf der neurophysiologischen Ebene drängt der Exorzismus das Erlebnis immer stärker vom Strafzentrum zum Lustzentrum. Gleichzeitig verschwindet beim Exorzismus der Gestank, was alle Beteiligten sofort merkten. Stattdessen duftet es angenehm. Das wird so beharrlich berichtet, dass man annehmen möchte, dass sich hier die neurochemische Veränderung im religiösen Ausnahmezustand, die zum Lustzentrum führt, in eine Wahrnehmung über den Geruchssinn umsetzt.«

Goodman belegt die Erkenntnis, dass Annelieses Tod nichts mit dem Exorzismus zu tun hatte. Ursache seien vielmehr die massiven Nebenwirkungen des Medikaments Tegretal, die mit der Zerstörung der Blutkörperchen, der Thrombozyten, Anneliese Michels Tod verursachten.

Felicitas Goodman nahm nicht nur an, allen Menschen sei die Fähigkeit angeboren, religiöse Ausnahmezustände zu erleben, sie entwickelte daraus eine ganze Reihe von Forschungsprojekten. Als Professorin der Denison Universität in Ohio stand ihr Interesse an der religiösen Trance im Mittelpunkt. Deshalb wollten wissbegierige Studenten, sie sollte ihnen beibringen, wie man durch Trance sein Bewusstsein erweitern kann.

Dies resultierte 1972 bis 1976 in Versuchen mit verschiedenen Studentengruppen, Trance durch den Ton einer Rassel zu induzieren und die Wahrnehmungen der Teilnehmer zu dokumentieren. Ein wichtiges Ergebnis, »das Erlebnis der Trance besitzt keinen Inhalt an sich, es handelt sich um einen neurophysiologischen Vorgang, der nur durch die in der betreffenden Kultur enthaltenen Signale einen Inhalt erhält«.[98]

1981 realisierte sie mit dem österreichischen Kollegen Adolf Holl ein Trance-Projekt für das ZDF. Die Erfahrungen der Teilnehmer sind dokumentiert und publiziert. Vor dem Hintergrund dieser Versuche diskutierte Goodman vorliegende neben eigenen Feldforschungsergebnissen, die sich schließlich in einer breit angelegten Untersuchung niederschlugen. Im Mittelpunkt standen ethnografische Fallstudien. Ihre in Seminaren und Workshops getesteten Zugangsweisen zur Trance erweitert sie durch den Nachweis spezieller Körperhaltungen für das Erreichen von Trancezuständen.[99]

Unter dem Stichwort »Magie« kommt der Ethnologe Bernhard Streck zu der Feststellung, bereits in den Fünfzigerjahren habe man »ein für die aufgeklärte Wissenschaft ungewöhnliches Bekenntnis zur Faktizität magischer Kraft abgelegt«.[100]

Der Kernbestand des Magischen weltweit scheint in der Tatsache begründet, dass allen Menschen die Fähigkeit innewohnt, über tranceähnliche Zustände an einer anderen Wirklichkeit teilzuhaben. Es sind aber insbesondere die Überempfindlichen, denen ein Zugang zur anderen Wirklichkeit auch besondere Fähigkeiten zukommen lässt, wie sie in unseren Quellen offengelegt werden.

Zuletzt: Felicitas Goodman bekannte, im Laufe der Zeit scheine ihr »die Fähigkeit zum Sehen verliehen worden zu sein«. Es geschehe immer wieder, dass sie Ereignisse vorhersehen könne, ohne sich dagegen wehren zu können. Ihr Kommentar: »Das Geschenk der Ahnengeister ist mir bis heute erhalten geblieben, aber ich kann diese Gesichte nicht willentlich hervorzaubern. Auch kann ich niemandem beibringen, wie man das macht. Dem Geheimnis ist also auch im Labor nicht näherzukommen.«[101]

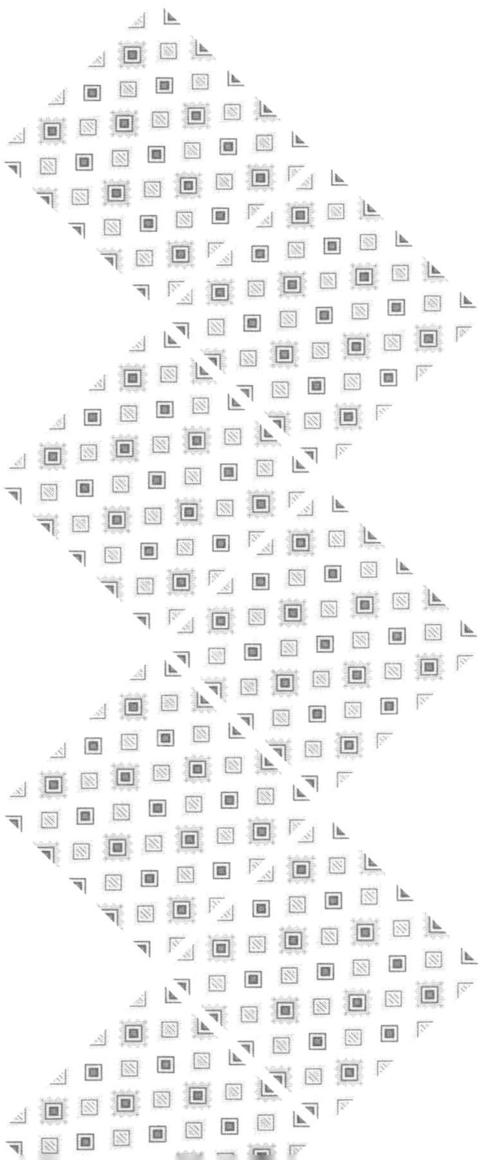

QUELLEN- UND LITERATURVERZEICHNIS

1 Erich Renner: Zigeunerleben. Der Lebensbericht des Sinti-Musikers und Geigenbauers Adolf Boko Winterstein, Frankfurt a. M./Wien: Büchergilde Gutenberg 1988

2 Erich Renner: Ludwig Kohl-Larsen. Der Mann, der Lucy's Ahnen fand, Landau: Pfälzische VA 1991

3 Simbo Janira: Kleiner großer schwarzer Mann, Eisenach und Kassel: Erich Roth Verlag 1956

4 Erich Renner: Theo Bullinger – Wunderheiler, Aarau/München: AT Verlag, 6. Auflage 2016, S. 14 f.

5 Barbara Tedlock: Der Anthropologe und der Wahrsager, in: H. P. Duerr: Der Wissenschaftler und das Irrationale, Band 1, Frankfurt a. M.: Syndikat 1981, S. 171

6 Åke Hultkrantz: Ritual und Geheimnis. Über die Kunst der Medizinmänner, in: H. P. Duerr, a. a. O., S. 71, 94

7 Ari Kiev (Hg.): Magic, Faith, and Healing, New York: The Free Press 1969, S. 116, 199, 227

8 Erich Renner: Heilige Berge und Großer Nachtgesang, Wuppertal: Peter Hammer 2001, S. 34

9 Mircea Eliade: Schamanismus und archaische Ekstasetechnik, Zürich/Stuttgart: Rascher 1956, S. 245 f.

10 Bernhard Streck: Wörterbuch der Ethnologie, Wuppertal: Peter Hammer, 2. Aufl., 2000, S. 155

11 Gary Witherspoon: Relativismus in der ethnographischen Theorie und Praxis, in H. P. Duerr: Der Wissenschaftler und das Irrationale, Band 1, Frankfurt a. M.: Syndikat 1981, S. 110, 114, 120

12 Ernesto Bozzano: Übersinnliche Erscheinungen bei Naturvölkern, Freiburg i. B.: Aurum 1978

13 Donald B. Smith: Long Lance. The true story of an Impostor, Lincoln: University of Nebraska Press 1982

14 Werner F. Bonin: Naturvölker und ihre übersinnlichen Fähigkeiten, München: Goldmann 1986, S. 135

15 Joan Halifax: Die andere Wirklichkeit der Schamanen, Bern/München: Barth/Scherz 1981

16 Carlos Castaneda: Die Lehren des Don Juan. Der Yaqui-Weg des Wissens, Frankfurt a. M.: Fischer-Tb. 1068, 2011

17 Dennis Timm: Die Wirklichkeit und der Wissende. Eine Studie zu Carlos Castaneda, Dreisteinfurt: Huba Production, 2. Aufl., 1982, S. 70 f., 81

18 Edward H. Spicer: Klamath Ethnology, in: American Anthropologist 71, 1969, S. 320–322

19 Peter T. Furst: Huichol conceptions of the Soul, Folklore Americas 27, 2. Juni 1967, S. 39–106; Joan Halifax: Die andere Wirklichkeit der Schamanen, Bern/München: Barth/Scherz 1981
20 Barbara G. Myerhoff: Peyote Hunt, Ithaca: Cornell University Press 1974, S. 184
21 Peter T. Furst: Huichol conceptions of the Soul, Folklore Americas 27, 2. Juni 1967, S. 39–106; Joan Halifax: Die andere Wirklichkeit der Schamanen, Bern/München: Barth/Scherz 1981
22 Claude Levi-Strauss: Das Wilde Denken, Frankfurt a. M.: Suhrkamp 1968, S. 27, 29
23 Karl-Heinz Kohl: Ethnologie – Die Wissenschaft vom kulturell Fremden, München: C. H. Beck 1993, S. 108
24 Frank Hamilton Cushing: Ein weißer Indianer. Mein Leben mit den Zuni, Olten/Freiburg: Walter 1983, S. 74 f.
25 Karl H. Schlesier: Tsistsistas-Praxis im Tistsistas-Universum, in: H. P. Duerr: Der Wissenschaftler und das Irrationale, Band 1, Frankfurt a. M.: Syndikat 1981, S. 149 f.
26 Gerhard Kubik: Die mukanda-Erfahrung, in: Van de Loo/Reinhart (Hrsg.): Kinder. Ethnologische Forschungen in fünf Kontinenten, München: Trickster 1992
27 Gerhard Kubik: Kindheit in außereuropäischen Kulturen: Forschungsprobleme, -methoden und -ergebnisse, in: Erich Renner (Hrsg.): Kinderwelten. Pädagogische, ethnologische und literaturwissenschaftliche Annäherungen, Weinheim: Deutscher Studien Verlag 1995, S. 148–166
28 Gerhard Kubik: Manuskript zu einem Vortrag vom 26. Mai 2000
29 J. M. Caswell, J. Hunter, L. Tessaro: Phenomenological Convergence between Major Paradigms of Classic Parapsychology and Cross-Cultural Practices. An Exploration of Paranthropology, in: Journal of Consciousness Exploration & Research, Juni 2014, 5 (5), S. 467–482
30 Thomas Macho: Bemerkungen zu einer Theorie der Magie, in: H. P. Duerr: Der Wissenschaftler und das Irrationale, Band 1, Frankfurt a. M.: Syndikat 1981, S. 336
31 Schwarzer Hirsch: Die Heilige Pfeife, Olten/Freiburg i. B. 1955
32 Lame Deer, Richard Erdoes: Tahca Ushte. Medizinmann der Sioux, München: List 1979, S. 75 f.
33 Vgl. Thomas Macho: Bemerkungen zu einer Theorie der Magie, in: H. P. Duerr: Der Wissenschaftler und das Irrationale, Band 1, Frankfurt a. M.: Syndikat 1981, S. 344
34 Christian Rätsch: Heilige Botenstoffe, in: F. T. Gottwald, C. Rätsch: Rituale des Heilens, Aarau: AT Verlag 2000, S. 11, 13
35 Andrew Weil: Was uns gesund macht, in: Gottwald/Rätsch, a. a. O., S. 182
36 Erich Renner: Navajo. Der Pfad der Harmonie und Schönheit, Wismar: P&V Storykeeper 2011, S. 121–125
37 Sabine Hargous: Beschwörer der Seelen. Das magische Universum der südamerikanischen Indianer, Basel: Sphinx Verlag 1976, S. 197, 200
38 Hans Leuenberger: Habari gani Afrika, Zürich: Ex Libris Verlag 1955, S. 247, 248–251
39 Gwion Gwion. Dulwan Mamaa – Geheime und heilige Pfade der Ngarinyin, Aborigines in Australien; dokumentiert durch Ngarjno, Ungudman, Banngal, Nyawarra, Köln: Könemann 2000, S. 298
40 Christian Rätsch: Vom Forscher, der auszog, das Zaubern zu lernen. Meine Erlebnisse bei den Erben der Maya, München: Heyne, 2. Auflage 2010, S. 255–258
41 Gary Witherspoon: Relativismus in der ethnographischen Theorie und Praxis, in H. P. Duerr: Der Wissenschaftler

und das Irrationale, Band 1, Frankfurt a. M.: Syndikat 1981, S. 105

42 Techqua Ikachi: Frühlings- und Sommeraktivitäten, in: Harold Courlander, Stephan Dömke: Hopi. Stimmen eines Volkes, München: Diederichs 1986

43 Gary Witherspoon: Relativismus in der ethnographischen Theorie und Praxis, in H. P. Duerr: Der Wissenschaftler und das Irrationale, Band 1, Frankfurt a. M.: Syndikat 1981, S. 98–125, 111, 113 f.; Harold Courlander, Stephan Dömke: Hopi. Stimmen eines Volkes. München: Diederichs 1986, S. 293, 319

44 Auszug aus Tele-Manuskript der Sendereihe »Abenteuer Südamerika«, WDR, Kennziffer 71 045; München: TR-Verlagsunion 1979; siehe auch Sendereihe »Abenteuer Südamerika« – die Überlebenden und die Todgeweihten«, Kennziffer 25 001

45 Gerhard Kubik: makisi nyau mapiko. Maskentraditionen im bantu-sprachigen Afrika, München: Trickster Verlag 1993, S. 76 f.

46 Erich Renner: Navajo. Der Pfad der Harmonie und Schönheit, Wismar: P&V Storykeeper 2011, S. 92–97

47 H. U. Schwaar: Tundra, Sumpf und Birkenduft. Leben mit den Samen in Lappland, Frauenfeld: Waldgut 1990, S. 14

48 Louis Sarno: Der Gesang des Waldes. Mein Leben bei den Pygmäen, München: dtv 1996, S. 66

49 Colin Turnbull: Drei Jahre bei den Pygmäen, Köln: Kiepenheuer & Witsch 1963, S. 100–102

50 Charlotte J. Frisbie, David McAllester: Navajo Blessingway Singer, Tucson: University of Arizona Press 1978, S. 218

51 Leland C. Wyman: Blessingway, Tucson: University of Arizona 1970, S. 135, 148

52 Irvin Tso, Medizin-Sänger, in: Renner: Navajo, Der Pfad der Harmonie und Schönheit, Wismar: P&V Storykeeper 2011, S. 37–43. Irvins Bruder Reed Tso ermöglichte mir und meinem Sohn Florian den Zugang zum Reinigungsritual einer Blessingway-Behandlung in der Nähe von Tuba City. Norris Nez ist der verantwortliche Sänger. Beobachtungen und Erfahrungen hielten wir im März 2002 in Tagebüchern fest.

53 Erich Renner: Navajo, a. a. O., S. 43–46

54 Knud Rasmussen: Rasmussens Thulefahrt. Zwei Jahre im Schlitten durch unerforschtes Eskimoland, Frankfurt a. M.: Societäts-Buchverlag 1926, S. 73 f., 144

55 My country of the Pelican Dreaming. The Life of an Australian Aborigine of the Gadjerong, Grant Ngabidj, 1904–1977 as told to Bruce Shaw, Canberra: Institute of Aboriginal Studies 1981, S. 116–119; Andreas Lommel: Fortschritt ins Nichts, Zürich: Atlantis 1969, S. 86

56 Vgl. Claudia Pröll: Im Rhythmus der Xhosa, in: FAZ, Nr. 83, 7./8. April 2012

57 Cheryl Slater: Interview with John Lockley, Events Festival Info, am 11. Oktober 2013

58 A. K. Boshier: Afrikanische Lehrjahre, in: H. P. Duerr: Der Wissenschaftler und das Irrationale, Band 1, Frankfurt a. M.: Syndikat 1981, S. 26

59 Ebenda, S. 20 f.

60 Sandy Johnson, Dan Budnik: Wir werden überleben. Gespräche mit indianischen Stammesältesten, München: Diederichs 1996, S. 17, 20–24, 234

61 Malcolm Margolin: The Way we lived. California Indians reminiscences, stories and songs, Berkeley: Heyday Books 1981, S. 96–99

62 Cora Dubois: The 1870 Ghost Dance, Berkeley: Anthropological Records 1939, S. 18

63 Inez Hilger: Huenun Namku. An Araucanian Indian of the Andes remembers the past, Norman: University of Oklahoma Press 1966, S. 43 f.
64 Marjorie Shostak: Nisa erzählt, Reinbek: Rowohlt 1982, S. 58–60, 237
65 Richard Katz: Num. Heilen in Ekstase, Interlaken: Ansata 1985, S. 200 f., 204 f., 207
66 Lama Anagarika Govinda: Der Weg der weißen Wolken. Erlebnisse eines buddhistischen Pilgers in Tibet, Bern/München: Scherz, Europäische Bildungsgemeinschaft 1966, S. 286–289, 292–294
67 Johan Turi: Erzählung vom Leben der Lappen, Frankfurt a. M.: Eichborn 1992 (1912), S. 181–183
68 Hugo A. Bernatzik: Lappland, Leipzig: Bibliographisches Institut 1935, S. 119
69 Von Siri Matti stammen die Texte dreier Bände: »Reiter auf dem Elch«, Volkserzählungen aus Lappland, »Das Haus der Trolle«, Märchen aus Lappland, und »Die steinerne Herde«, Volkssagen aus Lappland. Alle Kassel: Erich Roeth Verlag 1971, 1975, 1982
70 Erich Renner (Hrsg.): Das Leben des Rentierlappen Siri Matti – von ihm selbst erzählt. Aufgeschrieben von Ludwig Kohl-Larsen, Frankfurt a. M./New York 1994, S. 77–83
71 Michael F. Steltenkamp: Black Elk, Holy Man of the Oglala, New York: MJF Books 1993, S. 123 ff.
72 Richard Erdoes: The Sun Dance People. The Plains Indians, their Past and Present, New York: Alfred A. Knopf 1972, S. 98–104; Leonard Crow Dog und Richard Erdoes: Crow Dog. Four Generations of Medicine Men, New York: HarperCollins 1995, S. 122 f.
73 Thomas E. Mails: Ich singe mein Lied für Donner, Wind und Wolken. Das Leben von Fools Crow, Frankfurt a. M.: Fischer 1996, S. 248 ff.
74 Buchela: Ich aber sage euch. Das Vermächtnis der großen Seherin, München: Droemer 1983, S. 10 f., 13, 29, 43
75 Eva Lips: Die Reisernte der Ojibwa-Indianer. Wirtschaft und Recht eines Erntevolkes, Berlin: Akademie-Verlag 1956, S. 143, 263 f.
76 John Tanner: Dreißig Jahre unter Indianern, Weimar: Gustav Kiepenheuer 1953, S. 33–36
77 Kathryn Gabriel: Marietta Wetherill. Life with the Navajos in Chaco Canyon, Albuquerque: University of New Mexico Press 1992, S. 133 f.
78 Hugo Adolf Bernatzik: Südsee, Leipzig: Bibliographisches Institut 1934, S. 35 f.
79 Friedrich W. Funke: Die Sherpa und ihre Nachbarvölker im Himalaya, Frankfurt a. M.: Krüger 1978, S. 65, 67
80 Christian Rätsch: Vom Forscher, der auszog, das Zaubern zu lernen. Meine Erlebnisse bei den Erben der Maya, München: Heyne, 2. Aufl., 2010, S. 70 f.
81 Robert M. Utley: The Lance and the Shield. The Life and Times of Sitting Bull, New York: Henry Holt and Company 1993, S. 136–138
82 Erich Renner: Theo Bullinger – Wunderheiler, Aarau/München: AT Verlag, 6. Auflage 2016, S. 186–221
83 Werner G. Krug: Südsee. Paradies mit kleinen Fehlern zwischen Bali und Hawaii, Berlin/Darmstadt: Deutsche Buch-Gemeinschaft 1957, S. 220 f.
84 Herman Lehmann: Nine years among the Indians 1870–79, Albuquerque: University of New Mexico Press 1993, S. 58 ff.
85 Friedrich W. Funke: Die Sherpa und ihre Nachbarvölker im Himalaya, Frankfurt a. M.: Krüger 1978, S. 65, 67

86 Mark St. Pierre und Tilda Long Soldier: Walking in the Sacred Manner. Healers, Dreamers and Pipe Carriers – Medicine Women of the Plains Indians, New York/London/Toronto: Simon & Schuster 1995, S. 29 f.

87 Jörgen Bitsch: Tamapaya. Paradies am Ende der Welt, Berlin: Ullstein 1960, S. 131 ff., 133, 137 ff.

88 Schamanengeschichten aus Sibirien. Aus dem Russischen übersetzt und eingeleitet von Adolf Friedrich und Georg Buddrus, München: Otto Wilhelm Barth Verlag 1955, S. 189 f., 192 f.

89 Werner F. Bonin: Naturvölker und ihre übersinnlichen Fähigkeiten, München: Goldmann 1986, S. 138

90 Samuel Moon: Tall Sheep. Harry Goulding, Monument Valley Trader, Norman: University of Oklahoma Press 1992, S. 148 ff., 152, 154 ff.

91 John Holiday, R. S. McPherson: A Navajo Legacy. The Life and Teachings of John Holiday. Norman: University of Oklahoma Press 2005, S. 200 f., 355

92 Ebenda, S. 85 f., 338

93 Paul Julien: Lagerfeuer am Äquator, Wiesbaden: Brockhaus 1950, S. 90–97

94 Bruno Scrobogna: Die Pintubi. Am Ende der Steinzeit. Berlin: Safari bei Ullstein 1980, S. 148–151

95 Erich Renner: Theo Bullinger – Wunderheiler, Aarau/München: AT Verlag, 6. Auflage 2016, S. 18 f.

96 Felicitas Goodman: Anneliese Michel und ihre Dämonen, Stein am Rhein: Christiana Verlag 1980, 6. Auflage 2006, S. 247 f., 260–263, 274 f., 294 f.

97 Schwarzer Hirsch: Die Heilige Pfeife, Olten/Freiburg i. B. 1955

98 Felicitas Goodman: Wo die Geister auf den Winden reiten. Trancereisen und ekstatische Erlebnisse, Freiburg i. B.: Bauer 1989, S. 28 f., 56–63

99 Felicitas Goodman: Die andere Wirklichkeit. Über das Religiöse in den Kulturen der Welt, München: Trickster 1994

100 Bernhard Streck: Wörterbuch der Ethnologie, Wuppertal: Edition Trickster im Peter Hammer Verlag 2000, S. 155

101 Goodman 1989, a. a. O., S. 54 f.

STICHWORTVERZEICHNIS